Joseph F. Panarelli
Davinder S. Grover, Arsham Sheybani

Richard L. Lindstrom
丛书主编　理查德·L. 林德斯特伦

临床眼科袖珍指南丛书

青光眼
袖珍指南

The Pocket Guide to
Glaucoma

主　编　〔美〕约瑟夫·F. 帕纳雷利
副主编　〔美〕戴纹德·S. 格罗弗　〔美〕阿舍姆·谢巴尼
主　译　何　伟　徐　玲　蔺云霞

天津出版传媒集团
天津科技翻译出版有限公司

著作权合同登记号：图字：02-2023-016

图书在版编目(CIP)数据

青光眼袖珍指南/(美)约瑟夫·F.帕纳雷利
(Joseph F. Panarelli)主编；何伟，徐玲，蔺云霞主
译. —天津：天津科技翻译出版有限公司，2024.4
(临床眼科袖珍指南丛书)
书名原文：The Pocket Guide to Glaucoma
ISBN 978-7-5433-4438-9

Ⅰ.青… Ⅱ.①约… ②何… ③徐… ④蔺…Ⅲ.
①青光眼–诊疗–指南 Ⅳ.①R775-62

中国国家版本馆 CIP 数据核字(2024)第 041000 号

The original English language work, *The Pocket Guide to Glaucoma* **(1e) by Joseph F. Panarelli**, ISBN 9781630916701, has been published by:
SLACK Incorporated
Thorofare, New Jersey, USA

授权单位：SLACK Incorporated
出　　版：天津科技翻译出版有限公司
出 版 人：刘子媛
地　　址：天津市南开区白堤路 244 号
邮政编码：300192
电　　话：(022)87894896
传　　真：(022)87893237
网　　址：www.tsttpc.com
印　　刷：天津新华印务有限公司
发　　行：全国新华书店
版本记录：787mm×1092mm　32 开本　8 印张　200 千字
　　　　　2024 年 4 月第 1 版　2024 年 4 月第 1 次印刷
　　　　　定价：78.00 元

译者名单

主　译　何　伟　徐　玲　蔺云霞

译　者　(按姓氏汉语拼音排序)

车慧欣　胡　兰　刘娟红　刘晓陈

田　甜　王　琳　朱平利

主编简介

Joseph F.Panarelli 医学博士是纽约大学格罗斯曼医学院的眼科副教授，专门研究成人和儿童青光眼的治疗。Panarelli博士获得了美国眼科委员会的认证，他是美国青光眼协会和美国眼科学会的成员。他于 2003 年获得乔治敦大学麦克多诺商学院金融理学学士学位，并于 2007 年获得乔治敦大学医学院医学学位，大三时成为阿尔法-欧米茄-阿尔法荣誉医学会成员。他在纽约眼耳专科医院完成了眼科住院医生培训，并在培训的最后一年担任首席住院医生。他因在眼科培训方面的卓越表现而被授予威廉和朱迪斯·特纳奖。之后他在迈阿密大学伦纳德·M.米勒医学院的 Bascom Palmer 眼科研究所接受了一年的青光眼专科培训，此后他又在 Bascom Palmer 担任了一年的教员，然后作为全职教员返回纽约眼耳专科医院。在那里的 5 年中，他积极参与住院医生教育工作，担任住院医生培训项目副主任及青光眼专科主任。Panarelli博士最近转到纽约大学，担任青光眼服务部主管和青光眼专科主任。他还获得了许多奖项，包括美国青光眼协会颁发的医师科学家进步指导奖。2017—2020 年，他被选为 Castle Connolly 顶级医生。他在自己的领域发表了大量文章，是许多青光眼手术治疗研究的主要研究成员。

副主编简介

Davinder S. Grover，医学博士，公共卫生硕士，是位于达拉斯的得克萨斯州青光眼联合会的主治外科医生和临床医生。他的兴趣包括创新型青光眼手术，疑难青光眼、白内障和前段手术，以及医学和青光眼外科的临床研究成果。他还帮助开发了几种创新的外科技术，并设计了几种新型青光眼外科器械。Grover 医生还服务于治愈青光眼基金会董事会，这是一个慈善组织，其使命是改善获得优质护理的机会，资助转型研究，并通过全球外联工作传播知识。

他是得克萨斯州青光眼协会的研究主任，撰写了 40 多篇同行评审文章，参编著作 10 余种，并在世界各地就青光眼和创新型青光眼手术进行演讲。

Grover 医生从马里兰州巴尔的摩约翰斯·霍普金斯大学医学院获得医学学位。他在约翰斯·霍普金斯医院的威尔玛眼科研究所进行了住院医生培训，在迈阿密大学伦纳德·M.米勒医学院的巴斯科姆·帕尔默眼科研究所完成了青光眼专科培训。此外，Grover 医生还获得了哈佛大学 Chan 公共卫生学院的公共卫生硕士学位。

Arsham Sheybani,医学博士,在密苏里州圣路易斯的华盛顿大学医学院以优异成绩获得了医学学位(AOA)。随后,他在圣路易斯的华盛顿大学完成了眼科住院医生培训,并被选为首席住院医生。同年,Sheybani 医生负责巴恩斯犹太医院的眼科外伤和急诊工作,以及所有住院成人眼科患者咨询。他是初级住院医生的主要外科老师,并完善了华盛顿大学仍在使用的教学系统。随后,他与 Iqbal"Ike"K. Ahmed 在加拿大多伦多完成了青光眼和高级眼前节手术的专科培训。之后,他回到华盛顿大学医学院, 担任眼科和视觉科学系的教员,以及住院医生培训项目主任。他还提出了一些国际性研究项目, 目前正在参与旨在使青光眼手术更安全的设备设计研究。他是一位热心的外科教师,在职业生涯早期就获得了住院教师教学奖。他还帮助创建了全国规模最大的青光眼专科手术培训中心之一,并担任培训中心主任。

编者名单

Iqbal "Ike" K. Ahmed, MD (Chapters 9 and 17)
Assistant Professor, University of Toronto
Surgery Fellowship, University of Toronto
Fellowship Director, Glaucoma and Anterior Segment
Toronto, Ontario, Canada
Director of Research, Kensington Eye Institute
Head of Ophthalmology, Trillium Health Partners
Head of Innovation, Prism Eye Institute
Co–Medical Director, TLC Oakville
Ontario, Canada
Clinical Professor
University of Utah
Salt Lake City, Utah

Ahmad A. Aref, MD, MBA (Chapter 6)
Associate Professor of Ophthalmology and Vice Chair for Clinical Affairs
Illinois Eye and Ear In.rmary
University of Illinois at Chicago College of Medicine

Chicago, Illinois

Lauren S. Blieden, MD (Chapter 15)
Associate Professor
Ophthalmology Department
Cullen Eye Institute
Baylor College of Medcine
Houston, Texas

Eileen C. Bowden, MD (Chapter 17)
Assistant Professor
Mitchel and Shannon Wong Eye Institute
University of Texas at Austin Dell Medical School
Austin, Texas

Donald L. Budenz, MD, MPH (Chapter 6)
Kittner Family Distinguished Professor and Chairman
Department of Ophthalmology
University of North Carolina
Chapel Hill, North Carolina

Teresa C. Chen, MD (Chapter 4)
Associate Professor of Ophthalmology
Department of Ophthalmology
Glaucoma Service
Massachusetts Eye and Ear
Harvard Medical School

Boston, Massachusetts

Panos G. Christakis, MD (Chapter 17)
Assistant Professor
Department of Ophthalmology & Vision Sciences
University of Toronto
Toronto, Ontario, Canada

Sara J. Coulon, MD (Chapters 3 and 8)
Resident Physician
Department of Ophthalmology
New York University
New York, New York

Sonal Dangda, MS (Ophthal) (Chapter 14)
Fellow
Pediatric Ophthalmology
Children's Mercy Hospital
Kansas City, Missouri

Anna T. Do, MD (Chapter 9)
Glaucoma and Cataract Surgeon
Eye Care of San Diego
San Diego, California

Murray Fingeret, OD (Chapter 8)
Clinical Professor

Clinical Science Department
State University of New York College of Optometry
New York, New York

Steven J. Gedde, MD (Chapters 14 and 17)
Professor of Ophthalmology and John G. Clarkson Chair
Vice Chairman of Education and Residency Program Director
Bascom Palmer Eye Institute
Miami, Florida

Je.rey L. Goldberg, MD, PhD (Chapter 1)
Professor and Chair
Department of Ophthalmology
Byers Eye Institute at Stanford University
Palo Alto, California

J. Minjy Kang, MD (Chapter 7)
Assistant Professor
Ophthalmology Department
Northwestern University
Chicago, Illinois

Janice Kim, MD (Chapter 4)
Department of Ophthalmology
Edward S. Harkness Eye Institute
Columbia University Medical Center
New York, New York

Natasha Nayak Kolomeyer, MD (Chapter 13)
Assistant Professor of Glaucoma
Wills Eye Hospital
Thomas Je.erson University
Philadelphia, Pennsylvania

Rachel Lee, MD, MPH (Chapter 16)
Assistant Professor of Ophthalmology
Ophthalmology Department
New York Eye and Ear In.rmary of Mount Sinai
New York, New York

Wen–Shin Lee, MD (Chapter 1)
Clinical Assistant Professor
Ophthalmology Department
Byers Eye Institute at Stanford University
Palo Alto, California

Jonathan B. Lin, MD, PhD (Chapter 10)
Department of Ophthalmology
Massachusetts Eye and Ear
Harvard Medical School
Boston, Massachusetts

John T. Lind, MD, MS (Chapter 3)
Associate Professor of Ophthalmology
Director of Adult Clinical Ophthalmology

Associate Director of Medical Student Education
Department of Ophthalmology
Indiana University School of Medicine
Indianapolis, Indiana

Jonathan S. Myers, MD (Chapter 13)
Director
Glaucoma Service
Wills Eye Hospital
Thomas Je.erson University
Philadelphia, Pennsylvania

Lilian Nguyen, MD (Chapter 3)
Clinical Assistant Professor
Residency Associate Program Director
Medical Student Education
Department of Ophthalmology
University of Texas Health Science Center at San Antonio
San Antonio, Texas

Ravneet S. Rai, MD (Chapter 5)
Department of Ophthalmology
New York University Langone Health
New York, New York

Kitiya Ratanawongphaibul, MD (Chapter 4)
Faculty of Medicine

Glaucoma Research Unit
Chulalongkorn University
King Chulalongkorn Memorial Hospital
Thai Red Cross Society
Bangkok, Thailand

Joel S. Schuman, MD (Chapter 5)
Department of Ophthalmology
New York University Langone Health
New York, New York

R. Allan Sharpe, MD (Chapter 15)
Doctor of Glaucoma
Carolina Eye Associates
Southern Pines, North Carolina

Paul A. Sidoti, MD (Chapter 7)
Professor
Department of Ophthalmology
Icahn School of Medicine at Mount Sinai
New York Eye and Ear In.rmary of Mount Sinai
New York, New York

Kuldev Singh, MD, MPH (Chapter 16)
Professor of Ophthalmology
Director of Glaucoma Service
Ophthalmology Department
Byers Eye Institute at Stanford School of Medicine

Palo Alto, California

Kateki Vinod, MD (Chapter 2)
Assistant Professor
Department of Ophthalmology
Icahn School of Medicine at Mount Sinai
New York Eye and Ear In.rmary of Mount Sinai
New York, New York

Jing Wang, MD (Chapter 11)
Clinical Professor
Laval University
Quebec City, Quebec, Canada

Ruth D. Williams, MD (Chapter 17)
Glaucoma Consultant
Wheaton Eye Clinic
Wheaton, Illinois

Gadi Wollstein, MD (Chapter 5)
Department of Ophthalmology
New York University Langone Health
New York, New York

Eunmee Yook, MD (Chapter 12)
Glaucoma Specialist
Berkeley Eye Center
Houston, Texas

中文版前言

青光眼居全球不可逆性致盲眼病首位。据统计，在中国截止到 2020 年患者数量达到了 2000 多万，预计致盲人数将达到 600 万。我国大量青光眼患者在初诊时已发展到了中晚期，未及时诊断率可达 90%，而在发达国家该比例仅为 50%。因此，提高眼科医生的诊疗技术以便更早发现、诊断和治疗青光眼成为防治此病的重要措施。

为了提高我国眼科医生的青光眼诊疗技术，在多位眼科专家的共同努力下，我们完成了这本《青光眼袖珍指南》的翻译工作。本书由国际著名眼科专家 Joseph F.Panarelli 博士主编，旨在为眼科医生提供一本有关青光眼诊断和治疗的指导手册。本书内容涵盖了青光眼疾病的分类、诊断要点及所需的基本检查(如视野、视神经乳头图像分析、青光眼的激光、药物和手术治疗相关知识)，还介绍了很多有价值的里程碑式的青光眼临床试验结果。书中的每一章节均以图文并茂、言简意赅的形式呈现，方便读者快速查阅相关知识。书中附有大量的彩色照片，帮助读者对疾病进行识别和记忆。

为方便读者阅读、携带和随时查阅，该书被设计成可放入白大衣口袋的小型工具书。该书内容全面、精练、易懂，适用于医学生、住院医生、青光眼专科医生等。

在翻译这本书的过程中，我们始终能感受到编者丰富的临床经验和深厚的理论功底，收益颇多，也深信本书能受到更多中国眼科同行的喜爱，为更多同行提供帮助。

主持并参与翻译的各位同事，也倾注了大量心血，他们是功不可没的，在此向他们致敬。

虽然为了尽可能准确地翻译本书，我们反复校稿，但难免还存在一些不足之处，敬请读者不吝指教。

何伟 孙玲 蔺云霞

内容简介

青光眼领域在快速持续发展，10余年来，我们首次获得美国食品药品监督管理局(FDA)批准的几种药物。临床上出现了许多新的手术方法，这些方法被不断优化，用于治疗这种有挑战性的疾病。微创青光眼手术最适合处于疾病早中期的患者，然而对于处于疾病进展期的患者，传统的青光眼治疗方法可能更适合。近年来，对这些手术进行评估的多个随机前瞻性试验已经完成。这些试验(也包含了近期其他里程碑式的试验)提供了最高水平的证据，专家们应该熟悉试验结果并知晓如何使用它们来指导临床工作。本书是一本简洁的、最新的参考书，适用于医学生及刚参加工作的初级医生。它也适合那些日常工作中对青光眼患者开展治疗的眼科医生。

献 词

致我的妻子妮可,孩子乔伊和诺拉。谢谢你们给我的生活带来持续的支持和快乐。你们让我的每一天都比昨天更特别。

——Joseph F.Panarelli,医学博士

致我的妻子、孩子和父母。感谢你们一直以来的爱和支持,感谢你们一直激励我在生活和工作上做得更好。

——Davinder S.Grover,医学博士,公共卫生硕士

我把这本书献给教我如何教学的教育者,以及在生活和工作中支持这些教育者的家人们。毫无疑问,如果没有我家人和朋友的支持,我什么也做不了。

——Arsham Sheybani,医学博士

目　录

共同交流探讨
提升专业能力

医学资讯　　获取眼科领域专业信息，有效拓展知识储备。

行业社群　　加入本书专属读者社群，交流探讨专业话题。

推荐书单　　领取眼科专业参考书单，精进你的专业能力。

操作步骤指南

微信扫描右方二维码，选取所需资源。如需重复使用，可再次扫码或将其添加到微信"📦收藏"。

扫码添加智能阅读向导
助你实现高效阅读

第1章

青光眼分类和专业术语

引　言

　　青光眼不是一种单一的疾病,而是一种有共同终点的疾病家族：视网膜神经节细胞及其轴突的进行性变性和丢失,随后视盘盘沿边缘变薄[1-3]。这种视盘盘沿边缘变薄导致在青光眼患者的眼睛出现特征性的视神经杯状外观。由于青光眼包含了一系列不同的疾病,所以人们将这些疾病用统一术语组织起来一个逻辑框架,这样对青光眼的整体理解是非常重要的。

　　眼内压(IOP)升高对青光眼视神经损伤的发生和进展是最重要的危险因素[4-7]。IOP 是由房水从睫状突生成与房水的流出之间的平衡决定的[1.8]。青光眼眼压升高通常是由于房水流出能力下降。房水流出有两条途径[9]。所谓的"传统途径"的房水流出通路负责眼内大部分房水的外流。在这条途径中,房水流入前房的虹膜角膜夹角,这里引流房水通过小梁网

1

(TM)到 Schlemm 管,最终流入巩膜上静脉丛(图 1–1)。该途径是压力依赖性的。第二条途径,被称为葡萄膜巩膜通路,包括房水流经睫状体表面到脉络膜上腔,最终引流到脉络膜静脉系统(图 1–1),这条流出通路是非压力依赖性的,并且对年轻的健康的眼睛来说,承担了 50%甚至更多的房水流出。

　　青光眼一般根据房角的解剖结构特征来描述,这决定了房水是流入传统途径,还是一定程度上进入葡萄膜巩膜途径。开角型青光眼(OAG)是指在虹膜角膜夹角没有任何明显的组织堵塞房水到达小梁网的通路(见图 1–1)。在这种情况下,IOP 升高源于逐渐下降的房水流出能力,不过房水可以自由流到小梁网(TM)[1,8]。闭角型青光眼描述的是,存在房角的机械性阻塞的青光眼,即周边虹膜与房角结构的接触,阻碍

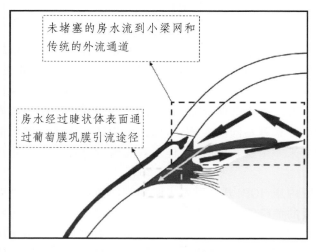

未堵塞的房水流到小梁网和传统的外流通道

房水经过睫状体表面通过葡萄膜巩膜引流途径

图 1–1　开放的房角可以让房水自由流到虹膜角膜夹角(蓝色箭头)。图片也展示了葡萄膜巩膜通路,房水流经睫状体表面脉络膜上腔(黄色箭头)。

房水到达小梁网,由此导致 IOP 升高[1,8](图 1-2)。

开角型青光眼

原发性开角型青光眼

原发性开角型青光眼(POAG)被定义为 IOP 升高引起的进行性视神经盘盘沿变薄、视乳头杯状化和相应视野缺损的进展,但是没有明确的小梁网及远端流出通路阻塞的原因[1,8,9]。IOP 的阈值通常设定为 21mmHg (1mmHg 约为 0.133kPa),比西方人口平均 IOP 15.5mmHg,高 2 个标准差[10]。理论上认为,POAG 的 IOP 升高的一个根本原因是小梁网邻管区细胞及细

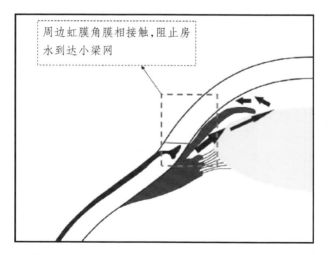

周边虹膜角膜相接触,阻止房水到达小梁网

图 1-2 房角关闭构型,周边虹膜角膜相接触,阻碍房水(蓝色箭头)流到小梁网,阻断传统流出途径。

胞外胞外基质与年龄相关的退行性改变,导致房水外流出阻力增加[1,8,9](图 1-3)。

正常 IOP 性青光眼

正常 IOP 性青光眼(NTG;有时指低 IOP 性青光眼,鉴于"正常"一词的非特异性)是一种发生在统计学 IOP 在正常范围(<21mmHg)内的青光眼[11]。就像 POAG 一样,NTG 也没有

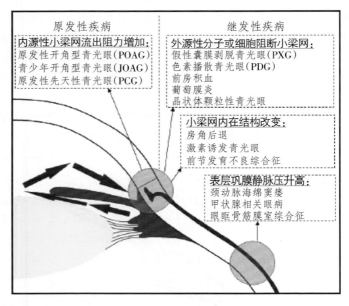

图 1-3 开角型青光眼有一个共同的终点,即在没有明显组织阻塞房角或传统流出通路,房水流出阻力增加。这种阻力的增加可能发生在没有明显原因引起的流出通路阻塞(原发性疾病)或者明显继发原因引起流出通路阻塞(继发性疾病),不过原发疾病可能也有分子和细胞的阻塞,这一点有待证实。

明显的房角阻塞，没有明确导致传统通路阻塞的原因。NTG
患者的视网膜神经节细胞和视神经似乎特别容易发生青光
眼性神经变性。考虑到人口调查研究存在 IOP 符合非高斯分
布的情况和人口统计学的 IOP 分布的明显变异，"正常 IOP"
的阈值是不确定的[12-17]。因此，NTG 和 POAG 被认为是存在共
同的潜在病理生理改变，目前想要区分它们，大多数是基于
主诉时 IOP 的主观变化。在一些病例中，将 NTG 视为一种独
立的疾病仍然是有用的；然而，NTG 的几个明显特征表明非
IOP 相关机制的作用更大，包括与血管痉挛性疾病和全身性
低血压的关系，以及视盘出血和靠近固视点早期视野缺损的
发生率增加[18-21]。

继发性开角型青光眼

继发性开角型青光眼发生在虹膜角膜夹角无组织阻塞
的情况下，但存在确定的继发原因会引起通过 TM 或下游收
集器通道的流出阻力增加，导致 IOP 升高[1,8]。这组疾病包括
多种病理生理机制，其最终趋于一个共同的结局，那就是传
统流出通路的流出阻力增加(见图 1-3)。激素诱发的青光眼
眼压升高与局部或全身应用激素的反应有关，并且激素被认
为与小梁网细胞外基质分子的积聚有关[22]。当一位确诊 POAG
的患者局部或全身使用激素导致 IOP 进行性升高，这就称为
"激素反应"。一些疾病，如假性囊膜剥脱综合征和色素播散
综合征，患者的蛋白碎片或色素颗粒分别存在于前房，可以
阻塞或损害传统流出通路，因为它们在通过小梁网时会被过
滤出眼球[23,24]。类似的，晶状体颗粒性青光眼、晶状体溶解性
青光眼和晶状体过敏性青光眼，阻碍流出的是晶状体颗粒和
巨噬细胞或其他免疫细胞[9]。一种复发性的、非肉芽肿性眼内

炎症的综合征,称作虹膜睫状体炎危象或 Posner-Schlossman 综合征(青光眼睫状体炎危象),据推测,这种情况也是流出通路被免疫细胞和碎片阻塞使小梁网不堪重负[25]。

外伤导致房角结构损伤,发生房角后退,导致流出阻力异常,是由于流出通路在外力损伤后发生结构改变[26]。眼眶综合征(甲状腺眼病)或颅内病变(颈动脉海绵窦瘘)可导致巩膜外静脉压升高,从而引起房水流出眼球的阻力增大[27]。

闭角型青光眼

原发性房角关闭

在闭角型青光眼中,虹膜角膜夹角存在虹膜的机械性位移和阻塞。原发性房角关闭(PAC)性疾病包括一系列解剖特点,其中由于个体固有的眼部解剖结构,周边虹膜与小梁网贴附在一起[28](图 1-4)。PAC 的基本解剖特点包括短眼轴、虹膜厚度增加、睫状体前旋(高褶虹膜构型)和晶状体厚度的增加/晶状体前表面拱度的增加(晶状体膨胀性青光眼)[29-32]。这些特点可导致房角的贴附关闭,并且被进一步分为瞳孔阻滞和非瞳孔阻滞两种机制。这个贴附的房角关闭可能是急性的,伴随突然的 IOP 升高且不能自行缓解,或者是亚急性的,伴随间歇性的 IOP 升高且能自行缓解。从另一个方面来说,慢性房角关闭描述了逐渐发展的周边虹膜与小梁网之间的周边前粘连(PAS),这些粘连是在房角慢性贴附和(或)经受炎症和瘢痕的影响,最终导致房角的不可逆关闭。

现代分类法将 PAC 类疾病按照解剖结构分为 3 类:可疑

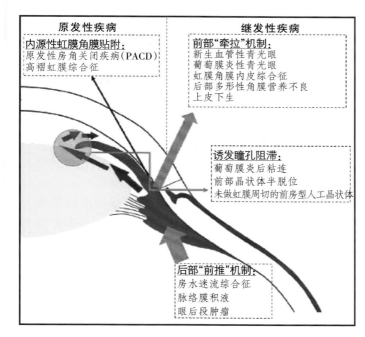

原发性疾病

内源性虹膜角膜贴附:
原发性房角关闭疾病(PACD)
高褶虹膜综合征

继发性疾病

前部"牵拉"机制:
新生血管性青光眼
葡萄膜炎性青光眼
虹膜角膜内皮综合征
后部多形性角膜营养不良
上皮下生

诱发瞳孔阻滞:
葡萄膜炎后粘连
前部晶状体半脱位
未做虹膜周切的前房型人工晶状体

后部"前推"机制:
房水迷流综合征
脉络膜积液
眼后段肿瘤

图 1-4 闭角型青光眼共同的特点是房水流出减少,原因是周边虹膜与角膜接触阻碍房水顺利流到小梁网。这种周边虹膜与角膜相接触和最终 PAS 形成可以归因于眼部内在的解剖特点(原发性疾病),或者是多种疾病机制牵引或推挤周边虹膜向前,引起瞳孔阻滞(继发性疾病)。

PAC、PAC 和 PAC 青光眼[28]。可疑 PAC 定义为房角镜下单眼周边虹膜与小梁网接触>180°,但是 IOP 不高,无 PAS,无证据显示青光眼性视神经改变。PAC 定义为单眼符合可疑 PAC 的标准,但伴随 IOP 升高或 PAS。PAC 青光眼定义为符合 PAC 诊断标准,另外有证据证明有青光眼性的视神经改变。

继发性闭角型青光眼

周边虹膜与小梁网的接触也可以继发于一些可识别的病理生理机制,而不是原发性眼部解剖特点[33](见图1-4)。这种继发性闭角型青光眼(SACG)可以被大致分为虹膜前部疾病向前牵引虹膜或者虹膜后部疾病向前推挤。此外,SACG可以是来自于瞳孔缘虹膜的病理改变,诱导的瞳孔阻滞(包括葡萄膜炎),虹膜与晶状体前囊膜之间的后粘连,晶状体向前半脱位,以及未做虹膜周切的前房型人工状晶体植入。

由虹膜前病理改变引起的SACG包括新生血管性青光眼、葡萄膜炎青光眼、虹膜角膜内皮综合征、后部多形性角膜营养不良和上皮下生[9,33-36]。这些疾病可以导致周边虹膜和小梁网前粘连,但并不是由于这些结构之间的解剖学贴附。由虹膜后病理改变引起的SACG,从另一个角度说,周边虹膜与小梁网的解剖贴附,是来自一个可以辨识的机制推动虹膜向前房角的方向移动。这包括眼后段肿瘤、恶性青光眼和广泛的脉络膜渗出[9,33,37,38]。

儿童青光眼

儿童青光眼与成人青光眼有着相似的病理生理规律,即房水流出减少导致IOP升高及随后的视网膜节细胞损伤。儿童青光眼分类主要依据发病年龄和房水流出减少的潜在机制[39-41]。

4岁前发病的青光眼称为先天性青光眼,4~35岁发病的青光眼称为青少年型青光眼。先天性青光眼基于发病年龄可进一步分为新生儿青光眼(<1个月)、婴幼儿青光眼(<2岁)

和迟发性青光眼(2 岁~4 岁)[39,41]。

原发性先天性青光眼

原发性先天性青光眼(PCG)通常被认为是房角结构原发的、孤立的发育异常[39,41]。这种异常发育的房角解剖结构被描述为"小梁网发育不良",房角镜下可以看到不易区分的房角结构伴随虹膜插入小梁网的特点[42,43]。原发性先天性青光眼的患儿没有相关的全身综合征、广泛的眼球发育不全综合征和既往眼部手术史。

青少年开角型青光眼

青少年开角型青光眼(JOAG)类似于 POAG,但是出现在儿童人口中,伴随房角镜下外观正常的房角结构并且不伴有全身综合征,或者更广泛的眼球发育不全综合征[41,44]。有人推测,类似于 POAG,JOAG 发生于房水流出小梁网阻力异常,尽管肉眼可见的结构是正常的。JOAG 与确诊晚的 PCG 的区别在于缺少高 IOP 导致的眼部改变,比如牛眼、大角膜和 Haab 线,这些改变不会发生在 4 岁以后[44]。

继发性儿童青光眼

像成人一样,由另一种机制引起的房水流出减少而不是由传统流出通路孤立的、原发的解剖特点导致的儿童青光眼,被称为继发性儿童青光眼。这组疾病可被广义地分为广泛眼球发育不良综合征继发青光眼、获得性眼部疾病继发青光眼、全身疾病继发青光眼和之前的白内障手术继发青光眼[41]。

广泛的眼球发育不良综合征包括无虹膜、Axenfeld-Rieger 综合征和 Peters 解剖异常[45-47]。这些综合征除了房角及小梁网的异常外,还表现为晶状体、虹膜及角膜的异常。可以导致 IOP 继发性升高的获得性眼部疾病包括早产儿视网膜病变和葡萄膜炎[48,49]。包括眼部异常在内的可引起 IOP 升高的全身疾病包括 Sturge-Weber 综合征和 Weill-Marchesani 综合征[50,51]。最后,研究证实,儿童白内障摘除手术与之后出现的 IOP 升高有较强的关联性,这常常被描述为无晶状体眼青光眼或人工晶状体眼青光眼[52]。

结　论

总的来说,青光眼的分类仍是不完美的,尤其是一些涉及分子学或基因学的释义和理解。然而,由于这些青光眼之间存在药物和外科治疗的细微疗效差别,并且为了促进对疾病的病理生理学和治疗的持续研究,仔细的临床检查和对这些分类的区分仍然是临床实践的重要支柱。

参考文献

1. Quigley HA. Glaucoma. *Lancet*. 2011;377(9774):1367-1377.
2. Quigley HA, Dunkelberger GR, Green WR. Retinal ganglion cell atrophy correlated with automated perimetry in human eyes with glaucoma. *Am J Ophthalmol*. 1989;107(5):453-464.
3. Foster PJ, Buhrmann R, Quigley HA, Johnson GJ. The definition and classification of glaucoma in prevalence surveys. *Br J Ophthalmol*. 2002;86(2):238-242.
4. Gordon MO, Beiser JA, Brandt JD, et al. The Ocular Hypertension Treatment Study: baseline factors that predict the onset of primary open-angle glaucoma. *Arch Ophthalmol*. 2002;120(6):714-720.
5. Coleman AL, Miglior S. Risk factors for glaucoma onset and progression. *Surv Ophthalmol*. 2008;53(Suppl 1):S3-S10.
6. Leske MC, Heijl A, Hussein M, et al. Factors for glaucoma progression and the effect of treatment: the early manifest glaucoma trial. *Arch Ophthalmol*. 2003;121(1):48-56.
7. Leske MC, Heijl A, Hyman L, et al. Predictors of long-term progression in the early manifest glaucoma trial. *Ophthalmology*. 2007;114(11):1965-1972.
8. Jonas JB, Aung T, Bourne RR, et al. Glaucoma. *Lancet*. 2017;390(10108): 2183-2193.
9. American Academy of Ophthalmology. *Basic and Clinical Science Course. Glaucoma, Section 10*. Author; 2014:16-19.
10. Colton T, Ederer F. The distribution of intraocular pressures in the general population.

Surv Ophthalmol. 1980;25(3):123-129.

11. Killer HE, Pircher A. Normal tension glaucoma: review of current understanding and mechanisms of the pathogenesis. *Eye (Lond).* 2018;32(5):924-930.

12. Dielemans I, Vingerling JR, Wolfs RC, et al. The prevalence of primary open-angle glaucoma in a population-based study in the Netherlands. The Rotterdam Study. *Ophthalmology.* 1994;101(11):1851-1855.

13. Bonomi L, Marchini G, Marraffa M, et al. Prevalence of glaucoma and intraocular pressure distribution in a defined population. The Egna-Neumarkt Study. *Ophthalmology.* 1998;105(2):209-215.

14. Iwase A, Suzuki Y, Araie M, et al. The prevalence of primary open-angle glaucoma in Japanese: the Tajimi Study. *Ophthalmology.* 2004;111(9):1641-1648.

15. He M, Foster PJ, Ge J, et al. Prevalence and clinical characteristics of glaucoma in adult Chinese: a population-based study in Liwan District, Guangzhou. *Invest Ophthalmol Vis Sci.* 2006;47(7):2782-2788.

16. Kim CS, Seong GJ, Lee NH, et al. Prevalence of primary open-angle glaucoma in central South Korea: the Namil study. *Ophthalmology.* 2011;118(6):1024-1030.

17. Rotchford AP, Johnson GJ. Glaucoma in Zulus: a population-based cross-sectional survey in a rural district in South Africa. *Arch Ophthalmol.* 2002;120(4):471-478.

18. Flammer J. The vascular concept of glaucoma. *Surv Ophthalmol.* 1994;38(Suppl):S3-S6.

19. Meyer JH, Brandi-Dohrn J, Funk J. Twenty four hour blood pressure monitoring in normal tension glaucoma. *Br J Ophthalmol.* 1996;80(10):864-867.

20. Caprioli J, Sears M, Spaeth GL. Comparison of visual field defects in normal-tension glaucoma and high-tension glaucoma. *Am J Ophthalmol.* 1986;102(3):402-404.

21. Thonginnetra O, Greenstein VC, Chu D, et al. Normal versus high tension glaucoma: a comparison of functional and structural defects. *J Glaucoma.* 2010;19(3):151-157.

22. Razeghinejad MR, Katz LJ. Steroid-induced iatrogenic glaucoma. *Ophthalmic Res.* 2012;47(2):66-80.

23. Plateroti P, Plateroti AM, Abdolrahimzadeh S, Scuderi G. Pseudoexfoliation syndrome and pseudoexfoliation glaucoma: a review of the literature with updates on surgical management. *J Ophthalmol.* 2015;2015:370371.

24. Yang JW, Sakiyalak D, Krupin T. Pigmentary glaucoma. *J Glaucoma.* 2001;10(5 Suppl 1):S30-S32. Review.

25. Megaw R, Agarwal PK. Posner-Schlossman syndrome. *Surv Ophthalmol.* 2017;62(3):277-285.

26. Bai HQ, Yao L, Wang DB, Jin R, Wang YX. Causes and treatments of traumatic secondary glaucoma. *Eur J Ophthalmol.* 2009;19(2):201-206.

27. Greenfield DS. Glaucoma associated with elevated episcleral venous pressure. *J Glaucoma.* 2000;9(2):190-194.

28. Razeghinejad MR, Myers JS. Contemporary approach to the diagnosis and management of primary angle-closure disease. *Surv Ophthalmol.* 2018;63(6):754-768.

29. Lowe RF. Aetiology of the anatomical basis for primary angle-closure glaucoma. Biometrical comparisons between normal eyes and eyes with primary angle-closure glaucoma. *Br J Ophthalmol.* 1970;54(3):161-169.

30. Lee RY, Kasuga T, Cui QN, et al. Association between baseline iris thickness and prophylactic laser peripheral iridotomy outcomes in primary angle-closure suspects. *Ophthalmology.* 2014;121(6):1194-1202.

31. Lan YW, Hsieh JW, Hung PT. Ocular biometry in acute and chronic angle-closure glaucoma. *Ophthalmologica.* 2007;221(6):388-394.

32. Tan GS, He M, Zhao W, et al. Determinants of lens vault and association with narrow angles in patients from Singapore. *Am J Ophthalmol.* 2012;154(1):39-46.

33. Parivadhini A, Lingam V. Management of secondary angle closure glaucoma. *J Curr Glaucoma Pract.* 2014;8(1):25-32.

34. Havens SJ, Gulati V. Neovascular glaucoma. *Dev Ophthalmol.* 2016;55: 196-204.

35. Siddique SS, Suelves AM, Baheti U, Foster CS. Glaucoma and uveitis. *Surv Ophthalmol.*

2013;58(1):1-10.

36. Silva L, Najafi A, Suwan Y, Teekhasaenee C, Ritch R. The iridocorneal endothelial syndrome. *Surv Ophthalmol.* 2018;63(5):665-676.

37. Kaplowitz K, Yung E, Flynn R, Tsai JC. Current concepts in the treatment of vitreous block, also known as aqueous misdirection. *Surv Ophthalmol.* 2015;60(3):229-241.

38. Murphy RM, Bakir B, O'Brien C, Wiggs JL, Pasquale LR. Drug-induced bilateral secondary angle-closure glaucoma: a literature synthesis. *J Glaucoma.* 2016;25(2):e99-e105.

39. Yu Chan JY, Choy BN, Ng AL, Shum JW. Review on the management of primary congenital glaucoma. *J Curr Glaucoma Pract.* 2015;9(3):92-99.

40. Ko F, Papadopoulos M, Khaw PT. Primary congenital glaucoma. *Prog Brain Res.* 2015;221:177-189.

41. Thau A, Lloyd M, Freedman S, et al. New classification system for pediatric glaucoma: implications for clinical care and a research registry. *Curr Opin Ophthalmol.* 2018;29(5):385-394.

42. Anderson DR. The development of the trabecular meshwork and its abnormality in primary infantile glaucoma. *Trans Am Ophthalmol Soc.* 1981;79:458-485.

43. Maul E, Strozzi L, Muñoz C, Reyes C. The outflow pathway in congenital glaucoma. *Am J Ophthalmol.* 1980;89(5):667-673.

44. Turalba AV, Chen TC. Clinical and genetic characteristics of primary juvenile-onset open-angle glaucoma (JOAG). *Semin Ophthalmol.* 2008;23(1):19-25.

45. Balekudaru S, Sankaranarayanan N, Agarkar S. Prevalence, incidence, and risk factors for the development of glaucoma in patients with aniridia. *J Pediatr Ophthalmol Strabismus.* 2017;54(4):250-255.

46. Chang TC, Summers CG, Schimmenti LA, Grajewski AL. Axenfeld-Rieger syndrome: new perspectives. *Br J Ophthalmol.* 2012;96(3):318-322.

47. Bhandari R, Ferri S, Whittaker B, Liu M, Lazzaro DR. Peters anomaly: review of the literature. *Cornea.* 2011;30(8):939-944.

48. Bremer DL, Rogers DL, Good WV, et al. Glaucoma in the Early Treatment for Retinopathy of Prematurity (ETROP) study. *J AAPOS.* 2012;16(5):449-452.

49. Kaur S, Kaushik S, Singh Pandav S. Pediatric uveitic glaucoma. *J Curr Glaucoma Pract.* 2013;7(3):115-117.

50. Mantelli F, Bruscolini A, La Cava M, Abdolrahimzadeh S, Lambiase A. Ocular manifestations of Sturge-Weber syndrome: pathogenesis, diagnosis, and management. *Clin Ophthalmol.* 2016;10:871-878.

51. Senthil S, Rao HL, Hoang NT, et al. Glaucoma in microspherophakia: presenting features and treatment outcomes. *J Glaucoma.* 2014;23(4):262-267.

52. Trivedi RH, Wilson ME Jr, Golub RL. Incidence and risk factors for glaucoma after pediatric cataract surgery with and without intraocular lens implantation. *J AAPOS.* 2006;10(2):117-123.

第 2 章

什么是青光眼和哪些人存在青光眼危险因素

引 言

青光眼是一组疾病,以渐进性视神经病变为特征,如果没有及时治疗,有潜在的不可逆失明风险。典型的青光眼表现为视神经结构和功能的可识别改变,通过临床检查和辅助影像检查(如 OCT 视网膜神经纤维层检查和视野检查)来证明。IOP 增高是一个重要的危险因素,但它只是青光眼发病的众多因素之一。青光眼可根据不同特点进行分类,包括解剖结构(如开角型和闭角型)和病因学(如原发性和继发性)。青光眼不同亚型的临床表现也不同,一些表现为隐匿性和无症状,而另一些急性发作的青光眼则表现为眼睛剧烈疼痛、发红和视物模糊。青光眼是一项重要的公共卫生负担,是全球第二大致盲性眼病[1]。预计到 2040 年全球将有 1.118 亿人受累[2]。

13

解剖学和病理生理学

正常视乳头由 120 万~150 万根来自视网膜节细胞(RGC)的轴突(神经纤维)组成,穿过网状筛板到达外侧膝状体。起源于颞侧周边视网膜的神经纤维(弓形纤维)呈弧形经水平缝上下到达视乳头,而起源于黄斑区(视乳头黄斑神经纤维)和鼻侧周边网膜的纤维到达视乳头更直接。

尽管它们有不同的组织病理学和临床特点,但是所有青光眼都有同样的结局,那就是视网膜节细胞(RGC)凋亡和轴突丢失引起渐进性的视神经病变。青光眼性视神经乳头具有特征性的神经边缘的视神经纤维丢失,导致局部(图 2–1)或

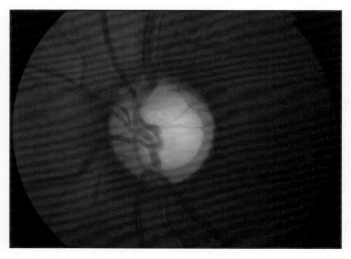

图 2–1A 一例青少年开角型青光眼患者左眼视乳头上方局限性切迹。

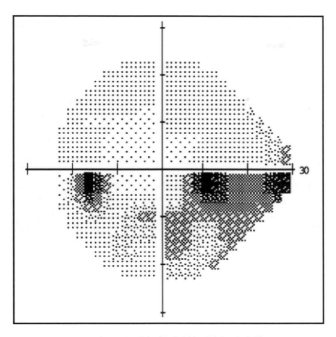

图 2-1B　左眼相符合的视野鼻下阶梯。

弥漫性(图 2-2)萎缩,从而引起杯盘比增大。视乳头的上下方看起来更容易受到青光眼损害。INST 原则(下方盘沿厚度>上方>鼻侧>颞侧)是用来鉴别正常和异常视杯的常用原则。盘沿的正常宽度和厚度发生的改变就提醒临床医生警惕青光眼的发生。局限性(楔形)或弥漫性视乳头周围神经纤维丢失常在临床可见的盘沿变薄部位发现。非青光眼性视神经病变典型表现为视盘苍白,经常与视杯不成比例,这一点可用于鉴别诊断。进展期青光眼患者表现为盘沿组织完全丢失,同时伴有后弓形凹陷和更加凸显的筛板,这偶尔会被误认为是

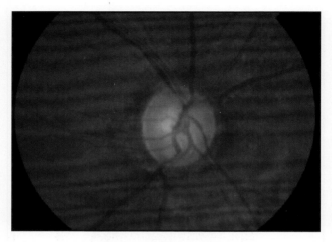

图 2-2　一例原发性开角型青光眼患者,弥漫性视神经萎缩伴明显的下方盘沿比上方窄。

苍白(图 2-3)。短时的、线状视神经出血(图 2-4),位于或接近盘沿, 可作为随后出现的视网膜神经纤维层丢失和视野缺损的先兆。血管鼻侧偏移和脉络膜毛细血管及视网膜色素上皮层在视乳头周围(β 带)的萎缩也常见于青光眼。RGC 及其神经纤维丢失发生在视乳头的特定位置, 经常与可预测的视野丢失模式一致(见第 6 章)。

　　青光眼的病理生理是复杂的,且未被完全阐明。青光眼特征性视乳头外观改变提示视神经本身是青光眼的原发损害部位, 而不是视网膜[3]。早期的机械学说认为,升高的 IOP 对视乳头造成直接压迫, 导致视杯改变。一个相对的血管学说提出异常的灌注和由此产生的缺血是造成青光眼视神经病变的原因。视乳头的低灌注损害可能与血管失调有关,也与IOP 升高有关,或与非 IOP 依赖性的全身血流动力学改变有关。动

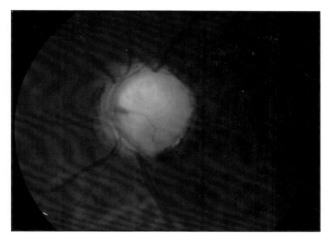

图 2-3 一例青少年开角型青光眼患者晚期视杯,注意神经盘沿几乎全部丢失。

物试验已经表明,高 IOP 导致的在筛板层面的轴浆流中断[4],但是关于这个现象是来自机械因素还是血管因素,试验数据是互相矛盾的。近年来,全身血压和颅内压对青光眼损害的潜在影响引起了人们的关注,目前正处在研究中。

危险因素

青光眼的危险因素与不同亚型密切相关,不过有些因素(如 IOP)在所有青光眼中都很重要。IOP 的升高来自解剖学上的房角关闭或房角开放,小梁网或其下游通路超微结构改变导致的房水流出的阻力增加。自从 1988 年 Eddy 和 Billings 的报告宣称缺乏关于青光眼疗效的证据之后,人们相继开展了数个具有里程碑意义的临床试验,证明了降低 IOP 治疗在

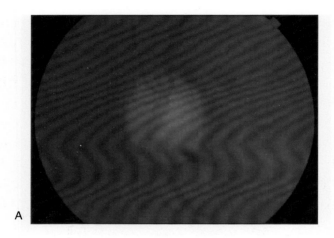

A

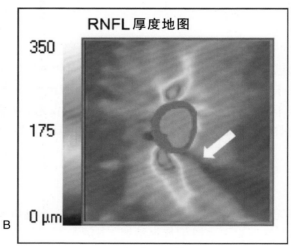

B

图 2-4 （A）一例无明显视野改变的开角型青光眼患者,左视盘周颞下方的线状出血。（B）颞下方楔形缺损(箭头所示),神经纤维层 OCT 扫描结果,显示在明显的视盘出血 1 年后,出现视乳头周围的神经纤维束缺损。

青光眼发生和进展方面的好处(见第17章)。IOP仍是青光眼唯一可控的危险因素,并且IOP的降低也是唯一得到证实的治疗方法。尽管如此,与IOP无关的因素,如全身低血压和血管失调,在青光眼的发病机制方面也扮演着重要的角色,尤其对于正常IOP青光眼来说。

　　总的来说,青光眼的进展更常见于老年人。80岁以上患原发性开角型青光眼POAG的概率是40~49岁患者的10倍以上[6,7]。然而,值得注意的是,与欧洲血统患者相比,非洲和非洲-加勒比血统患者的POAG出现得更早,因此需要对这里的年轻患者进行筛查。一项对南佛罗里达的Haitian患者研究发现,在18~40岁可疑[即IOP≥24mmHg,垂直杯盘比>0.7,以及(或)至少1只眼发现青光眼性视神经损害的临床证据]青光眼的患病率为20.9%[8]。原发性房角关闭性青光眼(PACG)在年长者中更常见,一部分归因于不断增厚的白内障晶状体的前移。

　　种族特点可能增加了进展为特定亚型青光眼的风险。巴尔的摩眼调查(The Baltimore Eye Survey)发现,各年龄段的黑人患者POAG发病率为白人的3~4倍[7]。据Hiller和Kahn报道,在美国各年龄段非白人的青光眼患者(97.5%为黑人)失明率是白人患者的7倍[9]。西班牙裔的80岁或80岁以上的患者也证实比同年龄段白人有更高的POAG发病率[10]。同时,某些因纽特人[11]和东亚人[12]PACG的风险最高,并且研究显示日本患者正常IOP青光眼的发病率呈增加趋势[12]。

　　近视和胰岛素抵抗属于POAG其他风险因素的研究正在进行之中。另外,PACG易感眼的解剖特点包括远视、短眼轴和浅前房。生理特点包括更厚的虹膜、散瞳后虹膜有更大的体积和脉络膜扩张[13]。不同亚型青光眼的遗传学基础并没有完全阐明,但是直系亲属有青光眼家族史,可能增加后代 POAG 和 PACG 的风险。

众多继发性青光眼存在更具特异性的解剖、生理和环境危险因素。例如,增殖性糖尿病性视网膜病变和视网膜静脉(少见的动脉)阻塞可导致视网膜缺血,反过来可以诱发新生血管性青光眼。其他继发性青光眼包括与晶状体相关的眼病、葡萄膜炎、外伤、激素使用和黑色素瘤,以及色素播散和假性囊膜剥脱青光眼(见第 1 章)。

结 论

青光眼是一大类复杂的疾病, 它的发病机制是多因素的,并且它的危险因素也很多。早期检测和治疗临床上可识别的视乳头改变会帮助预防视野丢失和失明。然而,在众多危险因素中,IOP 是唯一可控、可被调节的,并且降低 IOP 仍是当前青光眼治疗的目标。随着对青光眼潜在的遗传学基础和分子机制的深入研究,未来可能会开发出更多具有针对性的治疗方法。

参考文献

1. Kingman S. Glaucoma is second leading cause of blindness globally. *Bull World Health Organ.* 2004;82:887-888.
2. Tham YC, Li X, Wong TY, et al. Global prevalence of glaucoma and projections of glaucoma burden through 2040: a systematic review and meta-analysis. *Ophthalmology.* 2014;121(11):2081-2090.
3. Hayreh SS. The blood supply of the optic nerve head and the evaluation of it—myth and reality. *Prog Retin Eye Res.* 2001;20(5):563-593.
4. Anderson DR, Hendrickson A. Effect of intraocular pressure on rapid axoplasmic transport in monkey optic nerve. *Invest Ophthalmol.* 1974;13(10):771-783.
5. Eddy DM, Billings J. The quality of medical evidence: implications for quality of care. *Health Aff (Millwood).* 1988;7(1):19-32.

6.　Friedman DS, Wolfs RC, O'Colmain BJ, et al. Prevalence of open-angle glaucoma among adults in the United States. *Arch Ophthalmol.* 2004;122(4):532-538.
7.　Tielsch JM, Sommer A, Katz J, et al. Racial variations in the prevalence of primary open-angle glaucoma. The Baltimore Eye Survey. *JAMA.* 1991;266(3):369-374.
8.　Bokman CL, Pasquale LR, Parrish RK 2nd, et al. Glaucoma screening in the Haitian Afro-Caribbean population of South Florida. *PLoS One.* 2014;9(12):e115942.
9.　Hiller R, Kahn HA. Blindness from glaucoma. *Am J Ophthalmol.* 1975;80(1):62-69.
10.　Quigley HA, West SK, Rodriguez J, et al. The prevalence of glaucoma in a population-based study of Hispanic subjects: Proyecto VER. *Arch Ophthalmol.* 2001;119(12):1819-1826.
11.　Congdon N, Wang F, Tielsch JM. Issues in the epidemiology and population-based screening of primary angle-closure glaucoma. *Surv Ophthalmol.* 1992;36(6):411-423.
12.　Suzuki Y, Iwase A, Araie M, et al. Risk factors for open-angle glaucoma in a Japanese population: the Tajimi Study. *Ophthalmology.* 2006;113(9):1613-1617.
13.　Quigley HA. Angle-closure glaucoma—simpler answers to complex mechanisms: LXVI Edward Jackson Memorial Lecture. *Am J Ophthalmol.* 2009;148(5):657-669.e1.

第 3 章

IOP 的测量

引　言

　　青光眼是一种慢性的、进行性视神经病变,它的进展有很多相关因素。然而,IOP 仍然是重要的唯一可调节危险因素。

　　大量具有里程碑意义的研究已经证实青光眼控制 IOP 的重要性。高眼压症治疗研究 (The Ocular Hypertension Treatment Study)发现,当 IOP 降低 22.5%,那么 5 年转化为青光眼的风险会减少 50%[1]。青光眼早期表现试验 (The Early Manifest Glaucoma Trial) 将新诊断的青光眼患者随机分为观察组和药物或激光治疗组,5 年后,观察组青光眼进展风险为62%, 治疗组为 45%[2]。青光眼起始治疗协作研究 (The Collaborative Initial Glaucoma Treatment Study) 将新确诊的不同严重程度的青光眼患者随机分组,进行药物治疗或者需要更低的目标 IOP 时手术干预,结果发现,经过 5 年的随访,没有任何一组出现视野进展[3]。

　　证据表明,降低 IOP 可以减少青光眼损害的发展和疾病进展的风险。鉴于此,许多测量 IOP 的装置应运而生。IOP 测量法包括压平式 IOP 测量、动态轮廓式 IOP 测量、回弹式 IOP 测量、压陷式 IOP 测量、非接触式 IOP 测量、眼反应分析仪(ORA,Reichert 科技公司)、指测法和经眼睑测量。本章将重点介绍市场上可以购买的装置。

压平式 IOP 测量

Goldmann 压平式 IOP 计

　　Goldmann 压平式 IOP 计(GAT)被认为是 IOP 测量的金标准。压平式 IOP 测量是依据 Imbert-Fick 定律,即一个理想的、干燥的、薄壁的等效球体内的压力等于压平它的表面需要的力除以压平的面积。Goldmann 将公式改进以便计算角膜被压平的阻力和泪液曲面作用于 IOP 计探头部三棱镜上表面张力。

　　GAT 是安装在裂隙灯上的,使用时需要表面麻醉和荧光素染色。当用钴蓝滤光片通过裂隙灯观察时,IOP 计双棱镜将荧光泪液半月的图像分割成两个半圆环。调整 IOP 计侧面的刻度盘,改变施加在眼睛上的力,使两个半环移动,直到半圆的内边缘彼此相切,测量的 IOP 以毫米汞柱(mmHg)为单位记录。

　　GAT 方法的缺点包括操作技能要求高, 需要表面麻醉,不能用于仰卧患者,而且儿童和无法坐在裂隙灯旁的患者也不适用,角膜不规则或有瘢痕时精确度降低。

　　值得注意的是, 自从 Goldmann 压平式 IOP 计成为眼内压测量装置的金标准后,大多数装置都参照它来衡量准确性。

Perkins IOP 计

Perkins IOP 计(Haag–Streit 公司)是一种便携式压平 IOP 计。它是一种手持式装置,适用于不便进行裂隙灯检查时。Perkins IOP 计和 GAT 之间的一致性很高,两个 IOP 计之间的平均差值为 1.0mmHg。它可以被用于测量仰卧位的患者(在对儿童麻醉下的检查非常有用)。

此种 IOP 测量方法的缺点与 GAT 相似,需要高水平的操作技巧,表面麻醉,当角膜不规则或有瘢痕时测量的精确度会下降[4-6]。

Tono–Pen 压平式 IOP 计

Tono–Pen(Reichert 科技公司)是一种便携的、轻量级、电子压平式 IOP 计。它包括一个传感器,可以感知压平角膜所产生的压力,其原理与 GAT 相似(图 3–1)。这种 IOP 读数结

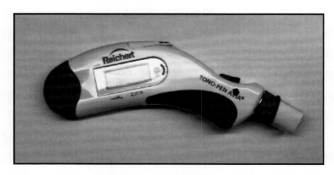

图 3–1 Reichert 科技公司的 Tono–Pen 压平式 IOP 计。它是一款便携装置,可测量压平角膜所需的力。

果是至少 4 个 IOP 测量值的平均值,具有变异系数。制造商建议,变异系数小于 5% 被认为是准确的。

Tono-Pen 的优点是使用和携带方便。同时,与 GAT 相比,由于其较小的接触面积,它对于不规则角膜的 IOP 测量是有用的。然而,有研究显示 Tono-Pen 在高估或低估 IOP 的问题上与 GAT 相比,没有统一的模式。因此,医生最好谨慎使用这种方法,并应在可能的情况下辅以其他方法[7-9]。

动态轮廓式 IOP 测量

动态轮廓式装置是一种数字化的、非压平式的、安装于裂隙灯的、接触式 IOP 计,相较于老式 IOP 计,它可能受角膜生物力学性质和厚度影响更小。动态轮廓 IOP 计(DCT)具有轮廓 IOP 仪探头,其表面形状与角膜曲率和形态相匹配,中心装有微型压力传感器。探针作用于角膜前的泪膜,整合的压力感受器自动获取数据,每秒测量 IOP 100 次。

DTC 提供了一个从 1(最佳)~5(无法接受)的质量评分。在临床应用时,制造商建议质量评分为 1 分或 2 分。大多数研究发现 DCT 测量结果比 GAT 高 2~3mmHg,这取决于中央角膜厚度(CCT)和 IOP。研究显示临床上最佳使用场景为圆锥角膜、角膜水肿、穿透性角膜移植术后或角膜屈光手术后[8,10-17]。

回弹式 IOP 测量

回弹式 IOP 计通过向角膜反弹一个小的塑料头金属探针,用动态机电方式来测量 IOP。这个装置由一个螺线管推进线圈和一个围绕中央轴的定位感应线圈组成,包含一个轻质磁化探针。该装置向螺线管线圈施加瞬态电流,将探头推进角膜。当探针撞击角膜时,它减速并从表面反弹,然后返回设备,产生一个感应电流,用于计算 IOP。

iCare 是一种商业化的手持式回弹式 IOP 计,并且不需要角膜表面麻醉。按下测量按钮,它会自动测量 6 个 IOP 数据,然后显示一个平均 IOP 值。这个装置在测量幼童 IOP 时更适合。在许多儿童眼科诊所,该设备降低了麻醉下 IOP 检查的频率,因为许多儿童患者能够很好地耐受该设备。

关于 iCare 准确性的研究结果是不一致的。Van der Jagt 和 Jansonius 发现 iCare 测量 IOP 比 GAT 高 0.6mmHg,不过差异并不明显。然而,Nakamura 等证实了 iCare 测量 IOP 比 GAT 高(1.40±4.29)mmHg,但是这取决于中央角膜厚度(CCT)。总之,青光眼专家共识是,iCare 是一种测量 IOP 的合理选择,因为它在临床应用中与 GAT 的一致性相近。

压陷式 IOP 测量

气动 IOP 计

气动 IOP 计,即气动压力计(Reichert 科技公司),利用压平和压陷两种方法测量 IOP。它有一个压力传感装置,由一个充满气体的腔室组成,腔室上覆盖着一个硅胶隔膜(图 3-2)。当隔膜接触角膜时,排气口尺寸减小,腔室中的压力升高,直到角膜和尖端变平,这用于计算 IOP。气动 IOP 测量与 GAT 相比,在 IOP 低时测量结果偏低,IOP 高时测量结果偏高[23]。

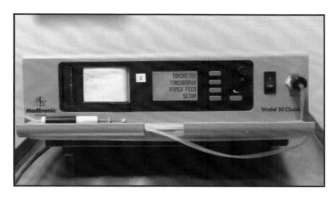

图 3-2　气动 IOP 计综合利用压平和压陷两种 IOP 测量法,它有一个压力传感装置,由一个覆盖着硅胶隔膜充满气体的腔室组成,用于测量压力。当 IOP 在正常范围时,测量数据与 GAT 接近。

Schiotz IOP 计

　　Schiotz IOP 计需要角膜表面麻醉,患者取仰卧位。一个加重活塞附加在一个弧形的脚板上,压在角膜表面,其可陷入角膜来估算 IOP。指针上的重量数与 IOP 的相关性由设备提供的转换表确定。Schwartz 等发现,Schiotz IOP 计比 GAT 平均低 1.1mmHg。由于需要仰卧位,角膜表面麻醉,以及更便于操作的装置的出现,该装置目前已很少使用[24]。

非接触式或空气推动式 IOP 测量

　　在 20 世纪 50 年代,Bernard Grolman 医生发明了这种空气推动式 IOP 计, 其通过测量空气压平膜一个特定面积(3.6mm²)需要的时间来测量眼压。当空气接触角膜时,一束红外光束从平坦的表面反射出来。将反射光的量与压平时间做比较,得出 IOP 值。非接触式 IOP 计使用方法简单,不需要太多的练习,并且没有感染传播的风险。旧版空气推动式 IOP 计与 GAT 比较有 ±3mmHg 的差值,并且实际 IOP 低时测量结果偏高,实际 IOP 高时,测量结果偏低。然而,现代版本的空气推动式 IOP 计与 GAT 相关性较好,仅有 0.12~0.58mmHg 的差值[25-28]。

眼反应分析仪

眼反应分析仪(ORA)是一种非接触式 IOP 计,其应用空气喷射向角膜施加压力和一个光电系统来确定 IOP。受增加或减少的空气喷射速度影响,角膜向内或向外移动,它的形变被追踪。仪器分两次测量:气压升高时压平角膜所需的力,气压下降时角膜再次压平的力。两次测量方法之间的差值被称为角膜黏滞性(CH)。气压增加和气压降低的平均值提供了一个 Goldmann 相关 IOP 值。除这两个值外,ORA 还提供了一个角膜补偿性 IOP,它对角膜生物力学特性进行了考虑[29-35]。

指 测 法

用手指按压眼球估计 IOP 的方法称为触诊或指测法。这种方法可能并不准确,哪怕是经验丰富的专家,因此,该方法仅用于检测患者两眼之间的较大差异。

经眼睑测量

经眼睑 IOP 计测量 IOP 要通过眼睑。Diation（BiCOM 公司）就是这样一种仪器，它通过测量一根自由落下的杆在覆盖巩膜的眼睑睑板上的反弹来测量 IOP。它没有用于常规临床实践，因为它与 GAT 相比一致性较差[36]。

影响 IOP 测量的因素

除了表面张力和角膜参数可以影响 IOP 测量外，还有一些与技术无关的因素也会对测量产生影响（表 3-1）。CCT 已经被证实是一个影响青光眼进展的独立因素，应该对每一位评估青光眼的患者进行 CCT 测量。薄 CCT 患者测量的 IOP 偏低，厚 CCT 患者测量的 IOP 偏高[37]。

角膜黏滞性（CH）已经被证实是一个重要的角膜固有特性，可以影响 IOP 的测量。低角膜黏滞性患者测量的 IOP 值偏高，高角膜黏滞性患者测量的 IOP 值偏低。此外，低角膜黏

表 3-1　影像 IOP 读数的因素

眼部因素	非眼部因素
角膜厚度	患者的身体习惯
角膜黏滞性	患者的服装（颈部领带、紧领）
角膜散光	患者屏住呼吸
既往角膜手术史	Valsalva 动作（屏气）
角膜瘢痕	检查者对眼球施加的额外压力
角膜水肿	机器校准

滞性已经被证实用来预测视野进展[38]。在一项青光眼研究中，ORA 角膜代偿性 IOP 比回弹式 IOP 计或 GAT 测出的 IOP 与视野丢失之间有更大的关联[39]。

　　总之，当角膜的原始状态被改变时，IOP 测量结果就会产生一个潜在的误差。既往行切口屈光手术或切口角膜手术的眼睛显示出较低的 CH 和较高的角膜矫正 IOP[40]。在水肿的尸体眼，人们发现 Tono-Pen 和 iCare 测量的 IOP 值偏低，Tono-Pen 测得的压力更接近真实 IOP[41]。

　　测量过程中也可能出现误差。患者紧张或挤压眼球，或检查人员对眼球施加额外压力，都可能导致 IOP 被高估。角膜散光会导致读数错误；因此，通常建议间隔 90°进行两次测量。巩膜上静脉流量限制，如胸腔内压力增加、领带或紧身衣服，可能导致 IOP 被高估。这些情况应引起重视。

IOP 测量的未来

　　当解释疾病的稳定性时，有一项重要的因素需要考虑，就是 IOP 的昼夜节律性。只在常规的诊室随访中获取的眼压记录，会限制临床医生对 IOP 波动如何导致患者疾病进展的理解。新型家庭监测，如持续监测和植入性监测装置正在研发中，可能在这种疾病的管理上发挥更大的作用。

　　有 3 大类 24 小时 IOP 监测装置可用或正在研发中：自我监测、短暂的连续监测和永久的连续监测[42]。自我监测装置（如 Tono-Pen 和 iCare）已经在上文讨论过。

　　Sensimed 推出了 Triggerfish 隐形眼镜传感器，该传感器目前已在欧洲获得批准，最近又获得 FDA 的批准。接触镜传感器是柔软的、一次性的有机硅胶接触镜，嵌入微型传感器来捕获自发的角巩膜区弧度改变。嵌入式微处理器将输出信号传输到固定在眼周表面外部的黏性无线天线。这个无线天线为微处理器充电,同时持续接收数据,通过一根电缆将其传输到患者佩戴的便携式记录仪上,以便患者走动[43]。

德国 Implandata 公司的 EyeMate(永久持续监测 IOP)是一个无线的眼内传感器,由 8 个压力感受器组成,并且可以固定于睫状沟。每个压力传感器由两个平行板组成,由于两个板之间的距离随 IOP 的变化而变化,因此会生成一个信号,并将其传输到手持式读卡器单元[44]。

结 论

精确的 IOP 测量对于青光眼的临床和手术治疗至关重要。目前很多装置可以依据临床设置使用。新的装置可用于监测全天内任意时间点的眼压,从而更好地理解 IOP 昼夜节律性对疾病进展的影响。

参考文献

1. Kass MA, Heuer DK, Higginbotham EJ, et al. The Ocular Hypertension Treatment Study: a randomized trial determines that topical ocular hypotensive medication delays or prevents the onset of primary open-angle glaucoma. *Arch Ophthalmol*. 2002;120:701-713.
2. Heijl A, Leske MC, Bengtsoon B, et al. Early Manifest Glaucoma Trial Group. Reduction of intraocular pressure and glaucoma progression: results from the Early Manifest Glaucoma Trial. *Arch Ophthalmol*. 2002;120:1268-1279.
3. Lichter PR, Musch DC, Gillespie BW, et al. Interim clinical outcomes in the Collaborative Initial Glaucoma Treatment Study comparing initial treatment randomized to medication or surgery. *Ophthalmology*. 2001;108:1943-1953.
4. De Moraes CGV, Prata TS, Liebmann J, Ritch R. Modalities of tonometry and their accuracy with respect to corneal thickness and irregularities. *J Optom*. 2008;1(2):43-49. doi:10.3921/joptom.2008.43
5. Wozniak K, Köller AU, Spörl E. Intraocular pressure measurement during the day and night for glaucoma patients and normal controls using Goldmann and Perkins applanation tonometry. *Ophthalmologe*. 2006;103:1027-1031.

6. Baskett JS, Goen TM, Terry JE. A comparison of Perkins and Goldmann applanation tonometry. *J Am Optom Assoc.* 1986;57:832-834.

7. Azuara-Blanco A, Bhojani TK, Sarhan AR. Tono-pen determination of intraocular pressure in patients with band keratopathy or glued cornea. *Br J Ophthalmol.* 1998;82:634-636.

8. Salvetat ML, Zeppieri M, Tosoni C. Comparisons between Pascal dynamic contour tonometry, the TonoPen, and Goldmann applanation tonometry in patients with glaucoma. *Acta Ophthalmol Scand.* 2007;85:272-279.

9. Broman AT, Congdon NG, Bandeen-Roche K. Influence of corneal structure, corneal responsiveness, and other ocular parameters on tonometric measurement of intraocular pressure. *J Glaucoma.* 2007;16:581-588.

10. Ceruti P, Morbio R, Marraffa M, Marchini G. Comparison of Goldmann applanation tonometry and dynamic contour tonometry in healthy and glaucomatous eyes. *Eye.* 2008:25.

11. Schneider E, Grehn F. Intraocular pressure measurement-comparison of dynamic contour tonometry and Goldmann applanation tonometry. *J Glaucoma.* 2006;15:2-6.

12. Fresco BB. A new tonometer—the pressure phosphene tonometer: clinical comparison with Goldman tonometry. *Ophthalmology.* 1998;105:2123-2126.

13. Papastergiou GI, Kozobolis V, Siganos DS. Assessment of the pascal dynamic contour tonometer in measuring intraocular pressure in keratoconic eyes. *J Glaucoma.* 2008;17:484-488.

14. Meyenberg A, Iliev ME, Eschmann R, Frueh BE. Dynamic contour tonometry in keratoconus and postkeratoplasty eyes. *Cornea.* 2008;27:305-310.

15. Barreto J, Jr, Babic M, Vessani RM. Dynamic contour tonometry and Goldman applanation tonometry in eyes with keratoconus. *Clinics.* 2006;61:511-514.

16. Hamilton KE, Pye DC, Kao L. The effect of corneal edema on dynamic contour and goldmann tonometry. *Optom Vis Sci.* 2008;85:451-456.

17. Viestenz A, Langenbucher A, Seitz B. Evaluation of dynamic contour tonometry in penetrating keratoplasties. *Ophthalmologe.* 2006;103:773-776.

18. Van der Jagt LH, Jansonius NM. Three portable tonometers, the TGDc-01, the ICARE and the Tonopen XL, compared with each other and with Goldmann applanation tonometry. *Ophthalmic Physiol Opt.* 2005;25:429-435.

19. Chui WS, Lam A, Chen D. The influence of corneal properties on rebound tonometry. *Ophthalmology.* 2008;115:80-84.

20. Jóhannesson G, Hallberg P, Eklund A. Pascal, ICare and Goldmann applanation tonometry—a comparative study. *Acta Ophthalmol.* 2008;86:614-621.

21. Brusini P, Salvetat ML, Zeppieri M. Comparison of ICare tonometer with Goldmann applanation tonometer in glaucoma patients. *J Glaucoma.* 2006;15:213-217.

22. Fernandes P, Díaz-Rey JA, Queirós A. Comparison of the ICare rebound tonometer with the Goldmann tonometer in a normal population. *Ophthalmic Physiol Opt.* 2005;25:436-440.

23. Tonnu PA, Ho T, Sharma K. A comparison of four methods of tonometry: method agreement and interobserver variability. *Br J Ophthalmol.* 2005;89:847-850.

24. Schwartz JT, Dell'Osso GG. Comparison of Goldmann and Schiotz tonometry in a community. *Arch Ophthalmol.* 1966;75(6):788-795.

25. Moseley MJ, Evans NM, Fielder AR. Comparison of a new non-contact tonometer with Goldmann applanation. *Eye.* 1989;3:332-337.

26. Gupta V, Sony P, Agarwal HC. Inter-instrument agreement and influence of central corneal thickness on measurements with Goldmann, pneumotonometer and noncontact tonometer in glaucomatous eyes. *Indian J Ophthalmol.* 2006;54:261-265.

27. Parker VA., Herrtage J, Sarkies NJ. Clinical comparison of the Keeler Pulsair 3000 with Goldmann applanation tonometry. *Br J Ophthalmol.* 2001;85:1303-1304.

28. Jorge J, Díaz-Rey JA, González-Méijome JM. Clinical performance of the Reichert AT550: a new non-contact tonometer. *Ophthalmic Physiol Opt.* 2002;22:560-564.

29. Sullivan-Mee M, Billingsley SC, Patel AD. Ocular response analyzer in subjects with and without glaucoma. *Optom Vis Sci.* 2008;85:463-470.
30. Laiquzzaman M, Bhojwani R. Cunliffe Diurnal variation of ocular hysteresis in normal subjects: relevance in clinical context. *Clin Experiment Ophthalmol.* 2006;34:114-118.
31. Touboul D, Roberts C, Kérautret J. Correlations between corneal hysteresis, intraocular pressure, and corneal central pachymetry. *J Cataract Refract Surg.* 2008;34:616-622.
32. Lim LS, Gazzard G, Chan YH. Cornea biomechanical characteristics and their correlates with refractive error in Singapore children. *Invest Ophthalmol Vis Sci.* 2008;49:3852-3857.
33. Kynigopoulos M, Schlote T, Kotecha A. Repeatability of intraocular pressure and corneal biomechanical properties measurements by the ocular response analyzer. *Klin Monatsbl Augenheilkd.* 2008;225:357-360.
34. Hager A, Schroeder B, Sadeghi M. The influence of corneal hysteresis and corneal resistance factor on the measurement of intraocular pressure. *Ophthalmologe.* 2007;104:484-489.
35. Annette H, Kristina L, Bernd S. Effect of central corneal thickness and corneal hysteresis on tonometry as measured by dynamic contour tonometry, ocular response analyzer, and Goldmann tonometry in glaucomatous eyes. *J Glaucoma.* 2008;17:361-365.
36. Doherty MD, Carrim ZI, O'Neill DP. Diaton tonometry: an assessment of validity and preference against Goldmann tonometry. *Clin Exp Ophthalmol.* 2012;40(4):e171-e175. doi:10.1111/j.1442-9071.2011.02636.x
37. Brandt JD. Central corneal thickness, tonometry, and glaucoma risk- a guide for the perplexed. *Can J Ophthalmol.* 2007;42(4):562-566.
38. Congdon NG, Broman AT, Bandeen-Roche K, Grover D, Quigley HA. Central corneal thickness and corneal hysteresis associated with glaucoma damage. *Am J Ophthalmol.* 2016;141(5):868-875.
39. Susanna BN, Ogata NG, Daga FB, et al. Association between rates of visual field progression and intraocular pressure measurements obtained by different tonometers. *Ophthalmology.* 2019;126(1):49-54.
40. Hardin JS, Lee CI, Lane LF, Hester CC, Morshedi RG. Corneal hysteresis in post-radial keratotomy primary open-angle glaucoma. *Graefes Arch Clin Exp Ophthalmol.* 2018;256(10):1971-1976.
41. Ruland K, Olanyanju J, Borras T, Grewal DS, Fleischman D. Accuracy of tonopen vs. iCare in human cadaveric eyes with edematous corneas over a wide range of intraocular pressure. *J Glaucoma.* 2019;28(5):e82-e85. doi:10.1097/IJG.0000000000001162
42. Morales-Fernandez L, Garcia-Bella J, Martinez-de-la-Casa JM, et al. Changes in corneal biomechanical properties after 24 hours of continuous intraocular pressure monitoring using a contact lens sensor. *Can J Ophthalmol.* 2018;53(3):236-241.
43. Sensimed, Inc. Sensimed triggerfish. https://www.sensimed.ch/sensimedtriggerfish/. Accessed January 29, 2019.
44. IOP: Implandata ophthalmic products GmbH. http://implandata.com/en/. Accessed January 29, 2019.

扫码获取
· 医学资讯
· 行业社群
· 推荐书单

第4章

眼前段影像学
应该用什么及什么时候用

引 言

房角镜已经成为评价房角结构的金标准。然而,房角镜仍受主观评估、加压错误、操作经验、不同光线条件和患者配合度的影响[1-4]。随着科技进步,眼前段影像学已经成了一种有价值的辅助工具,不仅用于诊断虹膜后病变,还用于阐明流出道阻力的潜在结构机制。

超声生物显微镜(UBM)和前段OCT(AS-OCT)是两项最常用的眼前段成像方式。两者都可以对前房角进行客观定量的横断面成像,并且都可以在明暗条件下提供高分辨率的可重复图像[5,6]。本章将讨论UBM和AS-OCT的一般原理及其在青光眼中的相关临床应用(表4-1)。

前段成像仪	优点	缺点	主要临床应用
UBM	• 可以成像虹膜后的结构,例如睫状体 • 可以在混浊或存在不透明介质的情况下成像	• 直接接触方式,患者感到不适,角膜损伤和感染风险增加,继发于压陷的房角开放度测量失真 • 耗时 • 需要技术熟练的操作者 • 视野范围更小	• 判断房角关闭的病因,如高褶虹膜构型和虹膜睫状体肿瘤 • 脉络膜脱离是否存在及程度
AS-OCT	• 非接触方式,允许术后立即使用,并且没有继发于压陷引起的测量失真 • 快速图像采集 • 不需要技术熟练的操作者 • 高轴向分辨率 • 视野范围更宽	• 价格贵 • 不能成像虹膜后结构 • 混浊或不透明介质成像困难	• 手术后滤泡评价和青光眼手术植入物(如 MIGS 装置)成像 • 检测 LASIK 术后角膜层间积液

表 4-1　总结

AS-OCT:前段光学相干断层扫描;MIGS:最小损伤青光眼手术;UBM:超声生物显微镜。

超声生物显微镜

超声技术原理

超声生物显微镜(UBM)是一种高分辨率的超声技术,可提供活体前段的 B 超扫描图像。为了生成图像,UBM 换能器传输频率从 35MHz 到 100MHz 的声波,由于不同眼部组织界面密度的回声不同而生成图像[1,2,4,6]。换能器频率影响超声的穿透深度和组织分辨率[7]。与换能器频率在 7.5~10MHz 的传统 B 超相比,UBM 换能器的频率约为 50MHz,可提供轴向约 20μm、横向 40~50μm 的更高图像分辨率,组织深度穿透达 4~5mm[2,4,6-9]。

UMB 的优势

与 AS–OCT 相比,UBM 具有一些优势,如更深的组织穿透力。例如,与 AS–OCT 不同,UBM 可以在虹膜后面成像,从而更好地显示组织结构,像睫状体、睫状沟、悬韧带、晶状体前囊和前脉络膜(图 4–1A)[2,4-10]。在 UBM 上,巩膜突在巩膜边缘的不透光阴影区和角膜透光阴影区的交界处,是用于识别这些眼部结构的参考点 (见图 4–1A)[5,7,8]。与 AS–OCT 相比,UBM 更适合检查虹膜后面的囊肿和肿瘤,以确定疑似病变为实性或囊性,用于测量病变的程度,以及确定病变大小的进展或消退[8,9]。与利用光源的 AS–OCT 不同,UBM 可以穿过不透明的角膜,对前房结构进行更好的成像[4]。鉴于以上原因,UBM 能够阐明房角关闭的病因[6],如高褶虹膜、睫状体囊肿和前段肿瘤。

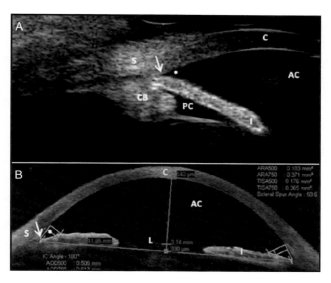

图 4-1　(A)UBM 和(B)AS-OCT 显示正常的前段解剖结构。描绘巩膜突(白色箭头),以及角膜(C)、前房(AC)、虹膜(I)、后房(PC)、晶状体(L)、巩膜(S)、睫状体(CB)和前房角(星号)。AS-OCT 图像还描绘了房角开放距离[AOD;点 500μm 或 750μm 的垂直距离(AOD500 或 750)从巩膜突到对侧虹膜]、房角隐窝区域 [三角形区域距巩膜突 500μm 或 750μm(房角隐窝区 500 或 750)以 AOD、前虹膜表面和角膜内壁为界]和小梁虹膜间隙区域 [梯形区域 500μm 或 750μm(小梁虹膜间隙区域 500 或 750)从以 AOD 为界的巩膜突、前虹膜表面、角膜内壁和巩膜突和对侧虹膜]。(Reproduced with permission from Alexis LaVerde, CDOS.)

超声生物显微镜的局限性

　　UBM 并非没有局限性。例如,UBM 使用时需耦合介质,这对患者来说是不舒服的,因为它直接接触眼睛,并可能带来角膜磨损的风险和感染[2]。另一个问题是,患者在扫描过程中处于仰卧位,理论上,这可能会改变前房深度和角度,从而导致虹膜横膈膜后退[6]。最终,UBM 的主要局限性在于其获取图像的困难,这受到探头对准和持续的患者固视的影响[4]。因此,与 AS-OCT 相比,UBM 更耗时且需要熟练的操作员才能获得精确的高质量图像[1,6]。

超声生物显微镜在青光眼评估中的临床应用

确定房角关闭的原因

● **高褶虹膜构型**　UBM 可以确诊高褶虹膜的临床诊断。在典型的高褶虹膜,UBM 显示睫状体前位将周边虹膜推向房角[3,10]。这导致周边虹膜急剧上升,而其他部位虹膜比较平坦,这也会导致虹膜和睫状体之间的睫状沟闭合(图 4-2)[1,5,6,8,10,11]。

● **虹膜睫状体病变**　UBM 有助于检测虹膜和睫状体病变,以及鉴别虹膜和睫状体囊肿和实性肿瘤。UBM 可以让由于囊肿(图 4-3A)或肿瘤(图 4-3B)[2]导致的房角变窄可视化。

● 具体来说,UBM 可用于查看以下虹膜睫状体病变。

○ **虹膜囊肿**:UBM 可以检测虹膜囊肿,如虹膜色素上皮囊肿、先天性虹膜基质囊肿、寄生虫囊肿、创伤或外科手术的继发性囊肿(即结膜或角膜上皮下植入)、继发于缩瞳剂或拉坦前列素的药物诱发虹膜囊肿或继发于眼内肿瘤的囊肿(如中胚层上皮瘤、葡萄膜黑色素瘤和葡萄膜痣)[12]。

○ **虹膜肿瘤**:UBM 可以对虹膜肿瘤成像,如色素痣[13]、黑色素瘤、髓上皮瘤、平滑肌瘤[14]、黑色素细胞瘤、虹膜色素上皮腺瘤[12]、血管瘤[15]、虹膜浆细胞瘤[16]和转移性肿瘤[17](即来自结膜鳞状细胞癌[18]、肾细胞癌[19]、肺大小细胞癌[20-22]、淋巴瘤[23]和前列腺癌[24,25])。

　　○ **睫状体囊肿**: UBM 对发生在睫冠或睫状体平坦部的局灶性睫状体囊肿特别有帮助[26]。这些囊肿包括先天性囊肿[27]和睫状上皮囊肿[28]。像虹膜囊肿一样,睫状体的继发性囊肿也可以来自创伤或外科手术(即上皮植入)[29],以及药物(如缩瞳剂或拉坦前列素)[30]。

　　○ **睫状体肿瘤**: UBM 可成像的睫状体肿瘤包括色素痣[31,32]、恶性黑色素瘤、黑色素细胞瘤[33],以及罕见的肿瘤,如平滑肌瘤[34]、髓上皮瘤[35]、腺瘤(即冠状腺瘤)[36]、腺癌[31,37]、眼内肿瘤侵袭(即结膜鳞状细胞癌)[18]、睫状体少突胶质

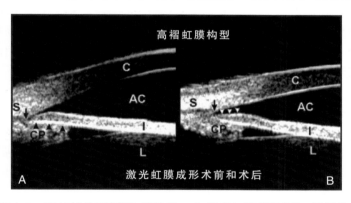

图 4-2　UBM 描绘了高褶虹膜构型。(A)激光虹膜成形术前。该图像显示睫状体(CB)接触虹膜后表面(黑色箭头),将周边虹膜推向小梁网。CB通常不接触虹膜后表面。(B)激光虹膜成形术后。该图像显示了虹膜成形术后前房角开放(白色箭头)。角膜(C)、前房(AC)、虹膜(I)、晶状体(L)、睫状沟 (CP) 和巩膜突 (S; 黑色箭头) 均可见。(Reproduced with permission from Salim S, Dorairaj S. Anterior segment imaging in glaucoma. *Semin Ophthalmol*.2013;28[3]:113–125.www.tandfonline.com)

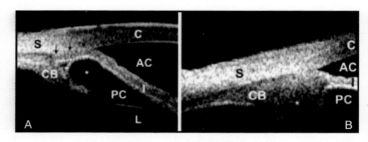

图 4-3 UBM 图像描绘了由于虹膜睫状体囊肿(星号)(A)和虹膜睫状体肿瘤(星号)(B)导致的房角关闭。(A)显示了虹膜根部被推向角膜,导致全房角关闭(箭头)。(B)睫状体异常增大,累及虹膜根部和睫状体扁平部。角膜(C)、前房(AC)、虹膜(I)、后房(PC)、晶状体(L)、睫状体(CB)和巩膜(S)均可见。(Reproduced from Ishikawa H, Schuman JS. Anterior segment imaging: ultrasound biomicroscopy. *Ophthalmol Clin North Am.* 2004;17[1]:7–20, with permission from Elsevier.)

瘤[38]、睫状体神经鞘膜瘤[39,40]和血管瘤[41]。

● **恶性青光眼 (即房水逆流)** 恶性青光眼是一种罕见的术后并发症,其机制尚不完全清楚。有些人认为这是房水流向后段的结果,可能由于睫状体、玻璃体前界面和玻璃体解剖学上的关系发生了变化[42]。另一种解释认为脉络膜扩张是其主要机制。这些后部作用力将晶状体虹膜隔向前推,导致均匀的浅前房[1,8,10]。UBM 可能有助于区分恶性青光眼和瞳孔阻滞青光眼,因为它可以更清晰地展示该过程中央和外周轴向浅的特征[42-44]。

钝性眼外伤

● **睫状体脱离** 眼球钝挫伤可以引起睫状体脱离,当睫状体从巩膜突上分离时会发生这种情况,其产生了一条异常引流通路,可能引起低 IOP[45]。UBM 可以看到那些房角镜看不到的裂隙,在确诊睫状体脱离及显示其程度上特别有价值,尤其当前房积血或异常前段形态导致可视度受限时[3,5,7,8,10]。裂隙在 UBM 上表现为黑色低回声带联通前房和脉络膜上腔(图 4-4)[46]。

前段光学相干断层扫描

光学相干断层扫描技术原理

AS-OCT 是一种高分辨率的三维成像模式,其利用不同眼组织的光反射率不同来创建眼睛从角膜到虹膜的横截面

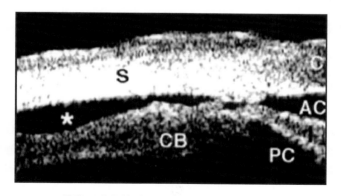

图 4-4 UBM 描绘了睫状体脱离。睫状体(CB)从巩膜上(S)撕裂,导致来自前房(AC)的房水自由通过裂隙进入上睫状体上腔(星号)。角膜(C)和后房 (PC) 是可见的。(Reproduced from Ishikawa H, Schuman JS. Anterior segment imaging: ultrasound biomicroscopy. *Ophthalmol Clin North Am.* 2004;17[1]:7–20, with permission from Elsevier.)

图像[4,47,48]。为了创建三维图像,OCT 机器通过分束器向两个方向(即参考臂和眼睛)发射低相干红外光线,然后测量从参考臂和眼部组织发出的光线向散射之间的时间延迟[48,49]。然后,OCT 将来自干涉仪每个臂的反射光信号叠加,形成一个干涉图像,并将其转换为电信号[48-52],每个电信号的强度转换为轴向扫描的深度信息。OCT 结合这些连续的轴向扫描来生成最终的各种组织结构的二维或三维图像[49,50,53]。

目前,AS-OCT 机器使用频谱域 OCT (SD-OCT)或扫描源 OCT(SS-OCT)技术,它们具有不同光源属性。SD-OCT 通常使用宽带激光源照明的光谱仪,SS-OCT 可能使用带光电探测器的单色激光源,以检测相干信号[48]。此外,SS-OCT 的中位数波长(1050nm)比 SD-OCT (840nm)长,这使得 SS-OCT 更深入地穿透虹膜和巩膜[3,48,54]。SD-OCT 和 SS-OCT 的轴向分辨率类似,均在 4~7μm,而与 SD-OCT 相比,SS-OCT 的成像速度更快[3]。

前段光学相干断层扫描的优点

与 UBM 相比,AS-OCT 有几个优势。首先,AS-OCT 成像具有更好的轴向分辨率(图 4-1B)和更快的采样速率,同时以更大的工作距离成像眼睛的整个横截面。第二,在 AS-OCT 扫描时,患者可采取坐位、直立位,并且这种成像是非接触性和非操作员依赖性的,因此患者会更加舒适,并避免了因无意中的角膜凹陷而产生的伪影[6,53,55]。这也使 AS-OCT 特别适用于小梁切除术后滤过泡的评估(图 4-5),由于检测的非接触性,最大限度地减少了滤过泡损伤和潜在感染的风险[6,56]。

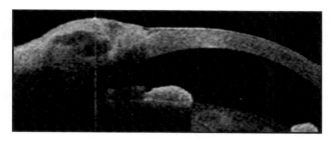

图 4-5 AS-OCT 图像描绘了小梁切除术后功能正常的滤过泡。（Reproduced with permission from Salim S, Dorairaj S. Anterior segment imaging in glaucoma. *Semin Ophthalmol*. 2013; 28 [3]: 113 –125. www. tandfonline.com）

前段光学相干断层扫描的局限性

AS-OCT 的一个主要缺点是无法更深入地可视化虹膜后更深层次的眼部结构，因为红外光线无法穿透虹膜后的色素上皮层，限制了睫状体和其他深层结构的可视化[2,50,52]。另外，与 UBM 不同，AS-OCT 的光源很难穿透不透明的间质或眼睑对上下方的房角进行成像[52,57]。

前段光学相干断层扫描在青光眼方面的临床应用

术后影像检查

● **滤过泡形态成像** 一个有滤过功能的滤过泡应同时满足两个条件：房水可以流至滤泡；滤泡内的房水可被滤泡周围的结膜血管吸收[9]。AS-OCT 可以显示滤泡壁、滤泡内囊、滤泡壁厚度和滤泡大小。在某些情况下，人们可以基于滤泡的形态学预测功能欠佳的滤泡[9]（见图 4-5）。使用 AS-OCT 成像时，功能良好的滤泡往往会有一个大的内部充满液体的腔，广泛的低反射区和较厚的滤泡壁有许多微囊[52]。AS-OCT 也可用于对促进房水流出的青光眼手术的植入物成像，如 Xen 凝胶支架（Allergan）或一种可生物降解的猪源植入物 Ologen 基质（Aeon Astron Europe B.V）[55,58]。

● **微创青光眼手术成像**（MIGS）　与传统的小梁切除术相比，MIGS 旨在以更安全、侵入性更小的方式降低 IOP。MIGS 手术经常用植入物来增加小梁网的流出 [如 iStent（Glaukos）；Hydrus Microstent（Ivantis）]或结膜下滤过（如 Xen 凝胶支架）。AS-OCT 可以确认植入物的位置是否正确，以及在随访期间评估滤泡形态[59,60]。

● **LASIK 术后青光眼成像**　AS-OCT 清晰显示基质床和 LASIK 皮瓣之间的液体界面（图 4-6）[61,62]。因为流体界面会导致人为降低 Goldmann 压平 IOP 计的 IOP 读数。这种内表面液体可以发生于 LASIK 术后，原因是渗出液顺着角膜内皮流至瓣下。这种 LASIK-皮瓣相关并发症被认为起源于术后使

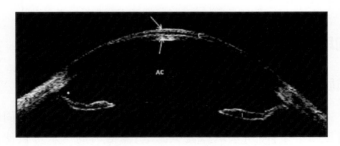

图 4-6　AS-OCT 可以检测基质床和角膜的激光皮瓣之间的流体界面（箭头）（C）。前房（AC）、虹膜（I）、巩膜（S）和前房角（星号）也是可见的。(Reproduced with permission from Milica Margeta, MD, PhD.)

用类固醇引起的高 IOP 梯度。

计算角膜中央厚度

角膜中央厚度(CCT)在任何青光眼评估中都是必不可少的。虽然超声测速法是测量 CCT 的金标准,但 AS–OCT 是另一种有效的无创高分辨率成像方法,其测量结果与超声测速法相当。

参考文献

1. Ursea R, Silverman RH. Anterior-segment imaging for assessment of glaucoma. *Expert Rev Ophthalmol.* 2010;5(1):59-74. doi:10.1586/eop.09.61
2. See JLS. Imaging of the anterior segment in glaucoma. *Clin Experiment Ophthalmol.* 2009;37(5):506-513. doi:10.1111/j.1442-9071.2009.02081.x
3. Maslin JS, Barkana Y, Dorairaj SK. Anterior segment imaging in glaucoma: an updated review. *Indian J Ophthalmol.* 2015;63(8):630-640. doi:10.4103/0301-4738.169787
4. Blieden LS. Diagnostic Imaging of the anterior segment in glaucoma: an update. *Int Ophthalmol Clin.* 2017;57(3):125-136. doi:10.1097/IIO.0000000000000173
5. Nolan W. Anterior segment imaging: ultrasound biomicroscopy and anterior segment optical coherence tomography. *Curr Opin Ophthalmol.* 2008;19(2):115-121. doi:10.1097/ICU.0b013e3282f40bba
6. Salim S, Dorairaj S. Anterior segment imaging in glaucoma. *Semin Ophthalmol.* 2013;28(3):113-125. doi:10.3109/08820538.2013.777749
7. Liebmann JM. Ultrasound biomicroscopy of the anterior segment. *J Glaucoma.* 2001;10(5 Suppl 1):S53-S55.
8. Dada T, Gadia R, Sharma A, et al. Ultrasound biomicroscopy in glaucoma. *Surv Ophthalmol.* 2011;56(5):433-450. doi:10.1016/j.survophthal.2011.04.004
9. Golez E, Latina M. The use of anterior segment imaging after trabeculectomy. *Semin Ophthalmol.* 2012;27(5-6):155-159. doi:10.3109/08820538.2012.707275
10. Ishikawa H, Schuman JS. Anterior segment imaging: ultrasound biomicroscopy. *Ophthalmol Clin N Am.* 2004;17(1):7-20. doi:10.1016/j.ohc.2003.12.001
11. Stefan C, Iliescu DA, Batras M, Timaru CM, De Simone A. plateau iris—diagnosis and treatment. *Romanian J Ophthalmol.* 2015;59(1):14-18.
12. Georgalas I, Petrou P, Papaconstantinou D, et al. Iris cysts: a comprehensive review on diagnosis and treatment. *Surv Ophthalmol.* 2018;63(3):347-364. doi:10.1016/j.survophthal.2017.08.009
13. Schwab C, Zalaudek I, Mayer C, et al. New insights into oculodermal nevogenesis and proposal for a new iris nevus classification. *Br J Ophthalmol.* 2015;99(5):644-649. doi:10.1136/bjophthalmol-2014-305849
14. Benarous A, Sevestre H, Drimbea A, Claisse A-S, Milazzo S. [Iris leiomyoma: a benign tumor in an atypical location]. *J Fr Ophtalmol.* 2015;38(2):e29-e32. doi:10.1016/j.jfo.2014.05.014
15. Shields JA, Bianciotto C, Kligman BE, Shields CL. Vascular tumors of the iris in 45 patients: the 2009 Helen Keller Lecture. *Arch Ophthalmol Chic Ill 1960.* 2010;128(9):1107-

1113. doi:10.1001/archophthalmol.2010.188

16. Stacey AW, Lavric A, Thaung C, Siddiq S, Sagoo MS. Solitary iris plasmacytoma with anterior chamber crystalline deposits. *Cornea.* 2017;36(7):875-877. doi:10.1097/ICO.0000000000001222

17. Shields JA, Shields CL, Kiratli H, de Potter P. Metastatic tumors to the iris in 40 patients. *Am J Ophthalmol.* 1995;119(4):422-430.

18. Gündüz K, Hosal BM, Zilelioglu G, Günalp I. The use of ultrasound biomicroscopy in the evaluation of anterior segment tumors and simulating conditions. *Ophthalmologica.* 2007;221(5):305-312. doi:10.1159/000104760

19. Portnoy SL, Arffa RC, Johnson BL, Terner IS. Metastatic renal cell carcinoma of the iris manifesting as an intrastromal iris cyst. *Am J Ophthalmol.* 1991;111(1):113-114.

20. Prause JU, Jensen OA, Eisgart F, Hansen U, Kieffer M. Bilateral diffuse malignant melanoma of the uvea associated with large cell carcinoma, giant cell type, of the lung. Case report of a newly described syndrome. *Ophthalmologica.* 1984;189(4):221-228. doi:10.1159/000309413

21. Hata M, Inoue T. Iris metastasis from small-cell lung cancer. *J Thorac Oncol Off Publ Int Assoc Study Lung Cancer.* 2014;9(10):1584-1585. doi:10.1097/JTO.0000000000000201

22. Karunanithi S, Sharma P, Jain S, Mukherjee A, Kumar R. Iris metastasis in a patient with small cell lung cancer: incidental detection with 18F-FDG PET/CT. *Clin Nucl Med.* 2014;39(6):554-555. doi:10.1097/RLU.0b013e3182a7549f

23. Mashayekhi A, Shields CL, Shields JA. Iris involvement by lymphoma: a review of 13 cases. *Clin Experiment Ophthalmol.* 2013;41(1):19-26. doi:10.1111/j.1442-9071.2012.02811.x

24. Martin V, Cuenca X, Lopez S, et al. Iris metastasis from prostate carcinoma: a case report and review of the literature. *Cancer Radiother J Soc Francaise Radiother Oncol.* 2015;19(5):331-333. doi:10.1016/j.canrad.2014.12.008

25. Mayama C, Ohashi M, Tomidokoro A, Kojima T. Bilateral iris metastases from prostate cancer. *Jpn J Ophthalmol.* 2003;47(1):69-71.

26. Allen RA, Miller DH, Straatsma BR. Cysts of the posterior ciliary body (pars plana). *Arch Ophthalmol Chic Ill 1960.* 1961;66:302-313.

27. Kunimatsu S, Araie M, Ohara K, Hamada C. Ultrasound biomicroscopy of ciliary body cysts. *Am J Ophthalmol.* 1999;127(1):48-55.

28. Davidson SI. Spontaneous cysts of the ciliary body. *Br J Ophthalmol.* 1960;44:461-466.

29. Taylor SJ. Case of implantation cyst of iris and ciliary body. *Br J Ophthalmol.* 1924;8(1):45-47.

30. Mohite AA, Prabhu RV, Ressiniotis T. Latanoprost induced iris pigment epithelial and ciliary body cyst formation in hypermetropic eyes. *Case Rep Ophthalmol Med.* 2017;2017:9362163. doi:10.1155/2017/9362163

31. Weisbrod DJ, Pavlin CJ, Emara K, et al. Small ciliary body tumors: ultrasound biomicroscopic assessment and follow-up of 42 patients. *Am J Ophthalmol.* 2006;141(4):622-628. doi:10.1016/j.ajo.2005.11.006

32. Taban M, Sears JE, Singh AD. Ciliary body naevus. *Eye Lond Engl.* 2007;21(12):1528-1530. doi:10.1038/sj.eye.6702622

33. Velazquez-Martin JP, Krema H, Fulda E, et al. Ultrasound biomicroscopy of the ciliary body in ocular/oculodermal melanocytosis. *Am J Ophthalmol.* 2013;155(4):681-687, 687.e1-2. doi:10.1016/j.ajo.2012.10.006

34. Croxatto JO, Malbran ES. Unusual ciliary body tumor. Mesectodermal leiomyoma. *Ophthalmology.* 1982;89(10):1208-1212.

35. Kaliki S, Shields CL, Eagle RC, et al. Ciliary body medulloepithelioma: analysis of 41 cases. *Ophthalmology.* 2013;120(12):2552-2559. doi:10.1016/j.ophtha.2013.05.015

36. Shields JA, Shields CL, Eagle RC, Friedman ES, Wheatley HM. Age-related hyperplasia of the nonpigmented ciliary body epithelium (Fuchs adenoma) simulating a ciliary body malignant neoplasm. *Arch Ophthalmol Chic Ill 1960.* 2009;127(9):1224-1225. doi:10.1001/archophthalmol.2009.217

37. Shields JA, Eagle RC, Ferguson K, Shields CL. Tumors of the nonpigmented epithelium of

the ciliary body: the Lorenz E. Zimmerman Tribute Lecture. *Retina Phila Pa.* 2015;35(5):957-965. doi:10.1097/IAE.0000000000000445

38. Guo Q, Hao J, Sun S bin, et al. Oligodendroglioma of the ciliary body: a unique case report and the review of literature. *BMC Cancer.* 2010;10:579. doi:10.1186/1471-2407-10-579

39. Goto H, Mori H, Shirato S, Usui M. Ciliary body schwannoma successfully treated by local resection. *Jpn J Ophthalmol.* 2006;50(6):543-546. doi:10.1007/s10384-006-0362-9

40. Kim IT, Chang SD. Ciliary body schwannoma. *Acta Ophthalmol Scand.* 1999;77(4):462-466.

41. Isola VM. Hemangioma of the ciliary body: a case report and review of the literature. *Ophthalmologica.* 1996;210(4):239-243. doi:10.1159/000310716

42. Tello C, Chi T, Shepps G, Liebmann J, Ritch R. Ultrasound biomicroscopy in pseudophakic malignant glaucoma. *Ophthalmology.* 1993;100(9):1330-1334.

43. Ruben S, Tsai J, Hitchings RA. Malignant glaucoma and its management. *Br J Ophthalmol.* 1997;81(2):163-167.

44. Shaffer RN, Hoskins HD. Ciliary block (malignant) glaucoma. *Ophthalmology.* 1978;85(3):215-221.

45. González-Martín-Moro J, Contreras-Martín I, Muñoz-Negrete FJ, Gómez-Sanz F, Zarallo-Gallardo J. Cyclodialysis: an update. *Int Ophthalmol.* 2017;37(2):441-457. doi:10.1007/s10792-016-0282-8

46. Shah VA, Majji AB. Ultrasound biomicroscopic documentation of traumatic cyclodialysis cleft closure with hypotony by medical therapy. *Eye Lond Engl.* 2004;18(8):857-858. doi:10.1038/sj.eye.6701331

47. Radhakrishnan S, Yarovoy D. Development in anterior segment imaging for glaucoma. *Curr Opin Ophthalmol.* 2014;25(2):98-103. doi:10.1097/ICU.0000000000000026

48. Ang M, Baskaran M, Werkmeister RM, et al. Anterior segment optical coherence tomography. *Prog Retin Eye Res.* 2018;66:132-156. doi:10.1016/j.preteyeres.2018.04.002

49. Huang D, Izatt JA. Physics and fundamentals of anterior segment optical coherence technology. In: *Anterior Segment Optical Coherence Technology.* 1st ed. SLACK Incorporated; 2008:1-9.

50. Sathyan P, Shilpa S, Anitha A. Optical coherence tomography in glaucoma. *J Curr Glaucoma Pract.* 2012;6(1):1-5. doi:10.5005/jp-journals-10008-1099

51. Ce Z, Chew PTK. Anterior segment imaging with anterior segment optical coherence tomography. In: *Ophthalmological Imaging and Applications.* 1st ed. CRC Press; 2017:299-314.

52. Sharma R, Sharma A, Arora T, et al. Application of anterior segment optical coherence tomography in glaucoma. *Surv Ophthalmol.* 2014;59(3):311-327. doi:10.1016/j.survophthal.2013.06.005

53. Li H, Jhanji V, Dorairaj S, et al. Anterior segment optical coherence tomography and its clinical applications in glaucoma. *J Curr Glaucoma Pract.* 2012;6(2):68-74. doi:10.5005/jp-journals-10008-1109

54. Kishi S. Impact of swept source optical coherence tomography on ophthalmology. *Taiwan J Ophthalmol.* 2016;6(2):58-68. doi:10.1016/j.tjo.2015.09.002

55. Wang D, Lin S. New developments in anterior segment optical coherence tomography for glaucoma. *Curr Opin Ophthalmol.* 2016;27(2):111-117. doi:10.1097/ICU.0000000000000243

56. Leung CK, Yick DW, Kwong YY, et al. Analysis of bleb morphology after trabeculectomy with Visante anterior segment optical coherence tomography. *Br J Ophthalmol.* 2007;91(3):340-344. doi:10.1136/bjo.2006.100321

57. Angmo D, Nongpiur ME, Sharma R, et al. Clinical utility of anterior segment swept-source optical coherence tomography in glaucoma. *Oman J Ophthalmol.* 2016;9(1):3-10. doi:10.4103/0974-620X.176093

58. Mastropasqua R, Fasanella V, Agnifili L, et al. Anterior segment optical coherence tomography imaging of conjunctival filtering blebs after glaucoma surgery. *BioMed Res*

Int. 2014;2014. doi:10.1155/2014/610623

59. Richter GM, Coleman AL. Minimally invasive glaucoma surgery: current status and future prospects. *Clin Ophthalmol Auckl NZ.* 2016;10:189-206. doi:10.2147/OPTH.S80490

60. Fea AM, Spinetta R, Cannizzo PML, et al. Evaluation of bleb morphology and reduction in IOP and glaucoma medication following implantation of a novel gel stent. *J Ophthalmol.* 2017;2017:9364910. doi:10.1155/2017/9364910

61. Pan BX, Margeta MA. Elevated intraocular pressure in a young man with a history of laser-assisted in situ keratomileusis. *JAMA Ophthalmol.* January 2019. doi:10.1001/jamaophthalmol.2018.5430

62. Hamilton DR, Manche EE, Rich LF, Maloney RK. Steroid-induced glaucoma after laser in situ keratomileusis associated with interface fluid. *Ophthalmology.* 2002;109(4):659-665.

63. Ramesh PV, Jha KN, Srikanth K. Comparison of central corneal thickness using anterior segment optical coherence tomography versus ultrasound pachymetry. *J Clin Diagn Res JCDR.* 2017;11(8):NC08-NC11. doi:10.7860/JCDR/2017/25595.10420

64. Ayala M, Strandås R. Accuracy of optical coherence tomography (OCT) in pachymetry for glaucoma patients. *BMC Ophthalmol.* 2015;15. doi:10.1186/s12886-015-0116-x

第 5 章

青光眼的视盘成像

视盘(ONH)成像在青光眼的识别和分期中起着重要的作用。当与 IOP 测量和标准的自动视野测量一起使用时，ONH 成像对疾病发生过程中的结构变化提供了有价值的参考[1]。特定的 ONH 参数，如杯盘比、盘沿面积、视杯容积和盘沿容积，是青光眼背景下特别关注的对象。视网膜神经纤维层(RNFL)和黄斑厚度在这方面也高度相关。

青光眼的结构改变

在青光眼疾病的进程中，ONH 的物理结构经历了许多可预测的变化。典型的变化包括视杯扩大(图 5-1)，盘沿面积减小，视乳头周围区域 RNFL 变薄。研究表明，视杯扩大和 RNFL 变薄可先于视功能丢失长达 6 年[2,3]。据估计，25%~35% 的视网膜神经节细胞在视野缺陷被检测出来之前就已经丧失[4]。有人提出了几种原因来解释这些差异。其中一个原因是在黄斑区的邻近神经节细胞的感受区相互重叠，这意味着受

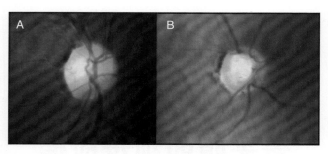

图 5-1   (A)正常视盘数码图片。(B)视杯扩大的视盘。与正常视盘相比,盘沿面积明显变小,颞侧、上方、下方神经视网膜边缘局部变薄。

损神经节细胞捕获的区域可能被邻近的健康细胞保留[5]。此外,视野阈值报告为对数转换值,以减少受试者间的差异性,特别是健康个体和青光眼早期阶段之间的差异性。这会降低检测早期功能改变的能力。结构完整性受损首先发生,随后才导致功能缺陷,这也是合理的。

随着青光眼疾病的进展,视乳头周围区域的微血管也发生变化。健康的眼睛有密集的微血管网络,而在视野前青光眼和青光眼[7]患者中微血管密度会显著降低。

评估 ONH 结构参数的变化对识别和跟踪青光眼的进展非常重要,特别是在未发生功能损失的早期阶段[8]。然而,临床检查高度依赖于临床医生的技能,并且具有很高的个体间差异[9]。考虑到青光眼会导致视神经不可逆的损伤,我们希望使用最敏感和统一的方法来检测这种变化。影像技术的引入允许精确量化和敏感监测组织损失[10]。在青光眼的晚期,当其他结构检测达到最小可测量极限(称为地板效应)时,ONH 成像也有助于检测疾病进展[11]。在对青光眼患者的管理中,标准的方法是将功能性视野测试与结构ONH 成像相结合,以获得每个个体疾病的阶段和进展变化率的全貌。

视盘成像的模式

历史上,ONH 的成像是用传统的基于胶片的摄影技术完成的[12]。自 20 世纪 80 年代末,数字摄影与眼底相机相结合以来, 临床医生已经能够快速轻松地捕捉视盘的高分辨率图像。这些图像的评价通常包括主观检查杯盘比和神经视网膜边缘区域,这是跟踪青光眼进展的重要参数[12]。平面测量法是一种定量的方法,是指从照片中测量视盘尺寸大小,同时考虑放大倍数[13]。青光眼的进展通常是缓慢的,在随后的视盘成像中识别微小的变化在临床上具有挑战性。为了缓解这一问题,图像闪烁成像,以及允许用户在后续照片之间切换,便于对微小变化的主观检测[14]。

视盘成像还可以显示视盘萎缩、视盘水肿、视盘出血及视乳头周围萎缩等异常(图 5-2)。视盘出血是垂直于 ONH 的线性出血[15]。在青光眼患者中,视盘出血常伴有结构和功能损伤,是青光眼损伤的前兆[15-17]。然而,由于这些出血往往在数周到数月内被吸收,因此它的临床应用是有限的[18]。盘周萎缩是一种包括视乳头周围脉络膜视网膜变薄和视神经周围区域的视网膜色素上皮(RPE)紊乱的表现[19]。虽然这种表现可能发生在良性疾病中,但它也与青光眼有关[19]。脉络膜变薄的位置、视神经损伤区和视野丧失之间存在空间联系[20]。盘周萎缩通常被分为两个区:外围 α 区的 RPE 细胞结构不规则改变,以及更中央 β 区的视网膜脉络膜变薄和RPE 细胞丢失暴露可见脉络膜大血管[19]。最近提出的 γ 区,是一个乳头旁脉络膜的中心区域,缺乏脉络膜、Bruch 膜和深层视网膜的覆盖[21]。

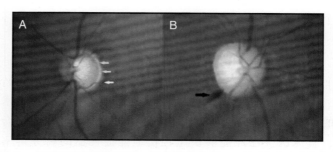

图 5-2 (A)视神经盘周萎缩。黄色箭头表示 β 区与暴露巩膜的边界，白色箭头表示更外围和色素沉着的 α 区边界。(B)垂直于视盘的周边 ONH 出血(黑色箭头)。

除传统摄影外，共焦扫描激光检眼镜(cSLO)是一种通过使用二极管激光扫描视网膜表面来生成 ONH 三维图像的技术[22]。不需要散瞳，扫描激光检眼镜可以详细显示 ONH 区域。在探测器前面放置一个针孔或共焦滤波器，可以降低噪声[23]。这允许采集横向分辨率约为 15μm、轴向分辨率约为 300μm 的图像[23]。一旦获得图像，操作者必须标记视盘边缘，以便设备提供 ONH 结构的定量信息[23]。这些参数包括盘沿面积、杯盘比、RNFL 厚度等。cSLO 参数能够很好地区分正常视盘和青光眼患者的视盘。

1991 年光学相干技术(OCT)的引入对 ONH 成像产生了重要影响。OCT 利用低频相干干涉原理[25]获得高质量的 ONH 和视网膜各层图像。在青光眼的应用中，OCT 可以准确测量 RNFL 和黄斑厚度，以及 ONH 参数(如杯盘比、盘沿面积、视杯容积和盘沿容积)。OCT 图像的可重复性、高诊断灵敏度和特异性使该技术成为 ONH 成像的基石[26]。

在 OCT 中，从光源发出的光被分成参考光束和样本光束。参考光束被定向到镜子上，样本光束被定向到视网膜上[27]。从这两条路径反射的光形成干涉模式，使 OCT 设备能够检测视网膜各层。对视网膜的多次深度扫描(A 扫描)被横向结合产生视网膜的横断面视图(B 扫描)。B 扫描清晰地描绘了视网膜的各个层(图 5-3)。

OCT 技术自引入以来已经有了显著的发展，特别是在检测技术方面[28]。最早的 OCT 被称为时域 OCT(TD-OCT)。在 TD-OCT 中，参考镜沿光的传播方向进行机械平移[29]。参考光束通过视网膜内相应深度的光线反射产生干涉模式[29]。TD-OCT 设备每秒可以获得大约 400 次 A 扫描，这个速率受参考镜物理运动的限制。它们产生的图像分辨率为 $10\sim15\mu m$[30]。

2006 年引入了频域 OCT(SD-OCT)，其与 TD-OCT 的主要区别是使用固定参考镜。作为单点探测器的替代品，如 TD-OCT，在 SD-OCT 中，返回的光束使用衍射光栅扩散和通过相机捕获光谱[29]。对光谱进行傅里叶变换以获得反射率，反射率是深度的函数[29]。因为它不受移动镜子的限制，因此

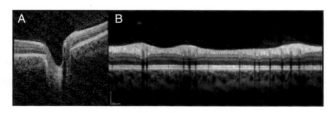

图 5-3 (A)Cirrus HD-OCT（蔡司）通过视盘的 B 扫描。(B) 来自 Spectralis OCT(海德堡工程公司)的视盘环周的 B 扫描。视网膜层可以清楚地识别出来。

SD-OCT 每秒可以获得 2 万~10 万次 A 扫描。它产生的图像轴向分辨率接近 3μm[30]。OCT 的横向分辨率取决于相邻采样点与眼睛光学特性之间的最小距离,限制在 15 ~ 20μm。大幅提高的扫描速度和采样点数量减少了运动伪影的影响,提高了发现结构损伤的可能性[30]。

RNFL 厚度和 ONH 参数由 OCT 软件自动确定,不需要手动标记(图 5-4)[31]。这些参数在区分正常视盘和青光眼的视盘方面具有较高的诊断能力,不过这基于疾病的严重程度[26]。文献中已经描述了各种自动分割算法[32-34]。大多数方法使用预处理步骤来提高 OCT 图像质量,然后是界面检测和后期处理[35]。该算法自动计算出每个视网膜层的厚度[32],该领域的新进展包括在图像预处理步骤中深度学习以降低图像噪声[36]。

在青光眼诊断和监测中最常用的视盘 OCT 参数分析是乳头周围 RNFL 厚度。采样模式是捕获整个视网膜接近ONH 时的视网膜神经节细胞轴突,提供了一次采样整个视网膜的优势。据报道,全眼球和部分神经纤维层厚度可以提供极好的青光眼诊断和监测[37-40]。其他对诊断和监测重要的 ONH 参数包括杯盘比、视杯面积和最小盘沿宽度[3,13,41,42]。

视盘成像的前沿信息

研究表明, 青光眼的视盘周围血管密度明显低于正常眼[7,34]。OCT 血管造影(OCTA)是最近引入的一种 OCT 的迭代,可以对眼部血管进行详细的测绘。该设备在短序列中获取多个 OCT 图像,并通过图像之间的像素变化识别组织位置。因为固体组织不会在短时间内移动,因此移动像素被视为流过血管的血液,从而被捕捉成像(图 5-5)。与传统结构标

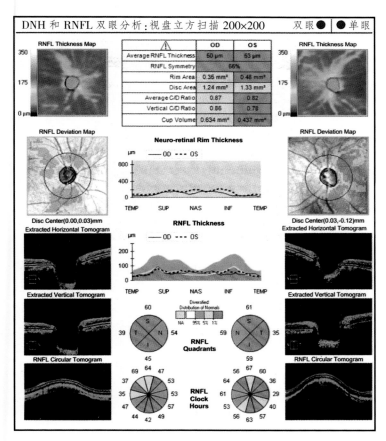

图 5-4A 来自 Cirrus HD-OCT 的青光眼患者 OCT 报告。该报告包含总体和扇形 RNFL 厚度的测量值,以及与规范数据进行比较后颜色编码的 ONH(中柱)。侧边提供 RNFL 的厚度图和偏差图,便于发现标记红色和黄色区域,是 RNFL 变薄的部分。

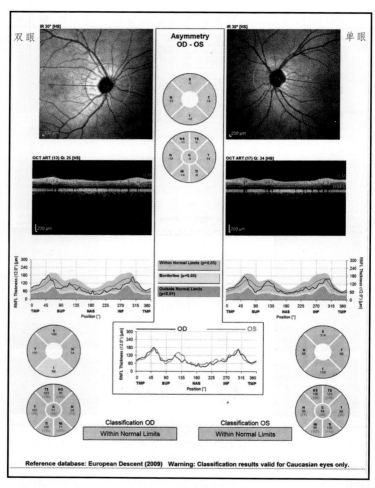

图 5–4B 健康人的 Spectralis OCT 扫描报告。扫描位置用相应的横截面图像标记在顶部眼底图像上，下方是 RNFL 厚度剖面。视盘和部分 RNFL 厚度报告在底部,并与规范数据进行比较后进行颜色编码。

志物相比,乳头周围血管密度的定量测量在区分健康眼和青光眼方面与 RNFL 厚度作用相似[6]。此外,血管密度与视野丢失的相关性强于 RNFL 厚度或盘沿面积与视野丢失的相关性。OCTA 测量早期青光眼患者的血管密度明显低于正常眼[44]。

　　另一个与眼部成像相关的生物标志物是筛板。在青光眼疾病的进程中,作为 ONH 重塑过程的一部分,视盘区域经历了许多变化[45]。在一项对非人类灵长类动物早期实验性青光眼的研究中,与健康眼相比,青光眼的前筛板表面深度增加,最小盘沿宽度厚度减小[46]。在青光眼患者中,筛板的生理缺陷,如筛板孔和筛板剥离,据报道与神经视网膜边缘丢失在空间上相关[47]。其他研究报告了正常眼和青光眼在三维筛板结构上的显著差异,如筛板厚度和筛板孔厚之比等参数[45]。与

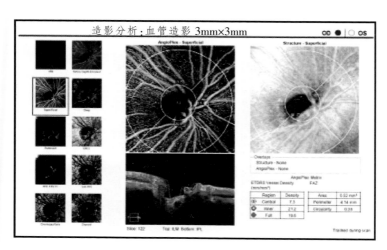

图 5-5A　一例健康患者的 3mm×3mm ONH OCTA 扫描报告, 来自 Cirrus HD-OCT 血管造影(蔡司)。该报告包含不同扫描深度下视乳头周围血管系统的图像(左列和右上)。右下角显示的是部分血管密度的测量。

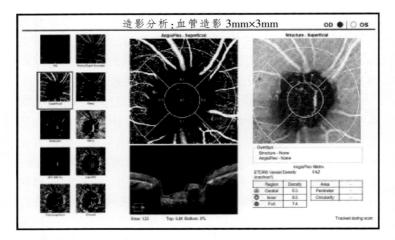

图 5-5B　青光眼患者的 ONH OCTA 扫描报告（Cirrus HD 高清 OCT Angioplex）显示微血管网明显衰减。

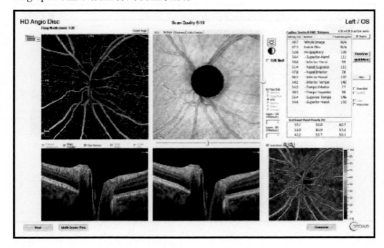

图 5-5C　一例健康人使用血管造影（Optovue）设备的 4.5mm×4.5mm ONH OCTA 扫描报告。该设备还提供定量血管密度信息（右上），以及彩色编码的血管密度地图（右下）。

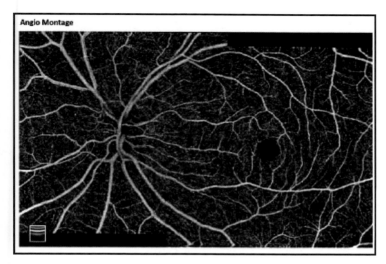

图 5-5D　血管造影设备显示了一幅蒙太奇图像,其中 6mm×6mm ONH 和黄斑的 OCTA 图像被整合在一起,形成视网膜血管系统的整体图像。

正常眼相比,青光眼患者筛板内的孔道明显更加曲折,因此轴突在通过筛板时轴浆流受损[48]。目前尚不清楚这是否是青光眼损伤的原因或 ONH 重塑导致的结果, 这些发现表明需要进一步的研究来确定筛板对青光眼的作用。

增强眼部成像质量的一种方法是结合自适应光学(AO)。AO 使用自适应校正光学元件来补偿光学像差[49]。波形传感器测量眼睛内的光学像差特征,自适应元件(通常是一个可变形的镜子)改变形状以校正像差[49]。使用安装在 cSLO 或OCT 上的 AO 技术可以改善 RPE 细胞、视网膜血管系统中的白细胞,以及视杆、视锥光感受器细胞的可视化[49]。AO 可能为青光眼影像学开辟令人兴奋的新领域,并提高我们对该病发病机制的认识。

　　眼部成像定量化的一个主要局限性是正常眼睛的眼部结构存在很大差异。如果眼睛最初的结构比正常结构厚,即使测量值在正常范围内,实际上也可能意味着严重的损失。另一种潜在的临床情况是,眼睛结构比通常更薄,并且随着时间的推移保持稳定。所有量化眼部结构的方法都不可避免地存在不足,可以通过跟踪结构变化,随时间推移跟踪研究对象来弥补。超过一般人群预期变化可能代表异常发现,而在青光眼中则代表青光眼损害。许多商业可获得的 OCT 设备在其操作软件中提供了标记纵向变化的数据库,从而便于青光眼损伤的检测。

　　ONH 成像是青光眼评估和治疗的核心组成部分。它给疾病的严重性提供了有价值的参考,并可用于对疾病进展的敏感监测。提高诊断和跟踪随访能力,允许临床医生更有效地调整治疗方案,以阻止疾病进一步恶化。最终,随着我们对青光眼结构要素的认识的提高,治疗这种潜在疾病的新靶点可能出现。

参考文献

1. Michelessi M, Lucenteforte E, Oddone F, et al. Optic nerve head and fibre layer imaging for diagnosing glaucoma. *The Cochrane Database Syst Rev.* 2015;11:CD008803.
2. Sommer A, Katz J, Quigley HA, et al. Clinically detectable nerve fiber atrophy precedes the onset of glaucomatous field loss. *Arch Ophthalmol.* 1991;109:77-83.
3. Pederson JE, Anderson DR. The mode of progressive disc cupping in ocular hypertension and glaucoma. *Arch Ophthalmol.* 1980;98:490-495.
4. Kerrigan-Baumrind LA, Quigley HA, Pease ME, Kerrigan DF, Mitchell RS. Number of ganglion cells in glaucoma eyes compared with threshold visual field tests in the same persons. *Invest Ophthalmol Vis Sci.* 2000;41:741-748.
5. Puchalla JL, Schneidman E, Harris RA, Berry MJ. Redundancy in the population code of the retina. *Neuron.* 2005;46:493-504.
6. Jia Y, Morrison JC, Tokayer J, et al. Quantitative OCT angiography of optic nerve head blood flow. *Biomed Opt Express.* 2012;3:3127-3137.

7. Yarmohammadi A, Zangwill LM, Diniz-Filho A, et al. Optical coherence tomography angiography vessel density in healthy, glaucoma suspect, and glaucoma eyes. *Invest Ophthalmol Vis Sci.* 2016;57:OCT451-459.

8. Wollstein G, Garway-Heath DF, Hitchings RA. Identification of early glaucoma cases with the scanning laser ophthalmoscope. *Ophthalmology.* 1998;105:1557-1563.

9. Reus NJ, Lemij HG, Garway-Heath DF, et al. Clinical assessment of stereoscopic optic disc photographs for glaucoma: the European Optic Disc Assessment Trial. *Ophthalmology.* 2010;117:717-723.

10. Schuman JS, Hee MR, Puliafito CA, et al. Quantification of nerve fiber layer thickness in normal and glaucomatous eyes using optical coherence tomography: a pilot study. *Arch Ophthalmol.* 1995;113:586-596.

11. Lavinsky F, Wu M, Schuman JS, et al. Can macula and optic nerve head parameters detect glaucoma progression in eyes with advanced circumpapillary retinal nerve fiber layer damage? *Ophthalmology.* 2018;125:1907-1912.

12. McKinnon SJ. The value of stereoscopic optic disc photography. *J Glaucoma.* 2005;3:31-33.

13. Hoffmann EM, Zangwill LM, Crowston JG, Weinreb RN. Optic disc size and glaucoma. *Surv Ophthalmol.* 2007;52:32-49.

14. Heijl A, Bengtsson B. Diagnosis of early glaucoma with flicker comparisons of serial disc photographs. *Invest Ophthalmol Vis Sci.* 1989;30:2376-2384.

15. Van Tassel SH. Optic disc hemorrhage. Edited by Sarwat Salim, EyeWiki, American Academy of Ophthalmology. eyewiki.aao.org/Optic_Disc_Hemorrhage.

16. Law SK., Choe R, Caprioli J. Optic disk characteristics before the occurrence of disk hemorrhage in glaucoma patients. *Am J Ophthalmol.* 2001;132:411-413.

17. Prata TS, De Moraes CGV, Teng CC, et al. Factors affecting rates of visual field progression in glaucoma patients with optic disc hemorrhage. *Ophthalmology.* 2010;117:24-29.

18. Kitazawa Y, Shirato S, Yamamoto T. Optic disc hemorrhage in low-tension glaucoma. *Ophthalmology.* 1986;93:853-857.

19. Manjunath V, Shah H, Fujimoto JG, Duker JS. Analysis of peripapillary atrophy using spectral domain optical coherence tomography. *Ophthalmology.* 2011;118:531-536.

20. Park KH, Tomita G, Liou SY, Kitazawa Y. Correlation between peripapillary atrophy and optic nerve damage in normal-tension glaucoma. *Ophthalmology.* 1996;103:1899-1906.

21. Dai Y, Jonas JB, Huang H, Wang M, Sun X. Microstructure of parapapillary atrophy: beta zone and gamma zone. *Invest Ophthalmol Vis Sci.* 2013;54:2013-2018.

22. Burgansky-Eliash Z, Wollstein G, Bilonick RA, et al. Glaucoma detection with the Heidelberg retina tomograph 3. *Ophthalmology.* 2007;114:466-471.

23. Podoleanu AG, Rosen RB. Combinations of techniques in imaging the retina with high resolution. *Prog Retin Eye Res.* 2008;27:464-499.

24. Wollstein G, Garway-Heath DF, Hitchings RA. Identification of early glaucoma cases with the scanning laser ophthalmoscope. *Ophthalmology.* 1998;105:1557-1563.

25. Huang D, Swanson EA, Lin CP, et al. Optical coherence tomography. *Science.* 1991;254:1178-1181.

26. Bussel II, Wollstein G, Schuman JS. OCT for glaucoma diagnosis, screening and detection of glaucoma progression. *Br J Ophthalmol.* 2014;98(Suppl 2):ii15-ii19.

27. Schmitt JM. Optical coherence tomography (OCT): a review. *IEEE J Sel Top Quantum Electron.* 1999;5:1205-1215.

28. Gabriele ML, Wollstein G, Ishikawa H, et al. Optical coherence tomography: history, current status, and laboratory work. *Invest Ophthalmol Vis Sci.* 2011;52:2425-2436.

29. Popescu DP, Choo-Smith LP, Flueraru C, et al. Optical coherence tomography: fundamental principles, instrumental designs and biomedical applications. *Biophys Rev.* 2011;3:155-169.

30. Spirn MJ. Optical coherence tomography. EyeWiki. American Academy of Ophthalmology. eyewiki.aao.org/Optical_Coherence_

Tomography#Time_Domain_vs._Spectral_Domain.5B2.5D.

31. Lai E, Wollstein G, Price LL, et al. Optical coherence tomography disc assessment in optic nerves with peripapillary atrophy. *Ophthalmic Surg Lasers Imaging*. 2003;34:498-504.

32. Ishikawa H, Stein DM, Wollstein G, et al. Macular segmentation with optical coherence tomography. *Invest Ophthalmol Vis Sci*. 2005;46:2012-2017.

33. Koozekanani D, Boyer K, Roberts C. Retinal thickness measurements from optical coherence tomography using a Markov boundary model. *IEEE Trans Med Imaging*. 2001;20:900-916.

34. Baroni M, Fortunato P, La Torre A. Towards quantitative analysis of retinal features in optical coherence tomography. *Med Eng Phys*. 2007;29:432-441.

35. Ghorbel I, Rossant F, Bloch I, Tick S, Paques M. Automated segmentation of macular layers in OCT images and quantitative evaluation of performances. *Pattern Recognit*. 2011;44:1590-1603.

36. Halupka KJ, Antony BJ, Lee MH, et al. Retinal optical coherence tomography image enhancement via deep learning. *Biomed Opt Express*. 2018;9:6205-6221.

37. Medeiros FA, Zangwill LM, Bowd C, et al. Evaluation of retinal nerve fiber layer, optic nerve head, and macular thickness measurements for glaucoma detection using optical coherence tomography. *Am J Ophthalmol*. 2005;139:44-55.

38. Kanamori A, Nakamura M, Escano MFT, et al. Evaluation of the glaucomatous damage on retinal nerve fiber layer thickness measured by optical coherence tomography. *Am J Ophthalmol*. 2003;135:513-520.

39. Bowd C, Weinreb RN, Williams JM, Zangwill LM. The retinal nerve fiber layer thickness in ocular hypertensive, normal, and glaucomatous eyes with optical coherence tomography. *Arch Ophthalmol*. 2000;118:22-26.

40. Wollstein G, Schuman JS, Price LL, et al.. Optical coherence tomography longitudinal evaluation of retinal nerve fiber layer thickness in glaucoma. *Arch Ophthalmol*. 2005;123:464-470.

41. Airaksinen PJ, Tuulonen A, Alanko HI. Rate and pattern of neuroretinal rim area decrease in ocular hypertension and glaucoma. *Arch Ophthalmol*. 1992;110:206-210.

42. Jonas JB, Budde WM, Lang P. Neuroretinal rim width ratios in morphological glaucoma diagnosis. *Br J Ophthalmol*. 1998;82:1366-1371.

43. Yarmohammadi A, Zangwill LM, Diniz-Filho A, et al. Relationship between optical coherence tomography angiography vessel density and severity of visual field loss in glaucoma. *Ophthalmology*. 2016;123:2498-2508.

44. Hou H, Moghimi S, Zangwill LM, et al. Macula vessel density and thickness in early primary open-angle glaucoma. *Am J Ophthalmol*. 2019;199:120-132.

45. Wang B, Nevins JE, Nadler Z, et al. In vivo lamina cribrosa micro-architecture in healthy and glaucomatous eyes as assessed by optical coherence tomography. *Invest Ophthalmol Vis Sci*. 2013;54:8270-8274.

46. Ivers KM, Sredar N, Patel NB, et al. In vivo changes in lamina cribrosa microarchitecture and optic nerve head structure in early experimental glaucoma. *PloS One*. 2015;10:e0134223.

47. You JY, Park SC, Su D, et al. Focal lamina cribrosa defects associated with glaucomatous rim thinning and acquired pits. *JAMA Ophthalmol*. 2013;131:314-320.

48. Wang B, Lucy KA, Schuman JS, et al. Tortuous pore path through the glaucomatous lamina cribrosa. *Scientific Reports*. 2018;8:7281.

49. Godara P, Dubis AM, Roorda A, Duncan JL, Carroll J. Adaptive optics retinal imaging: emerging clinical applications. *Optom Vis Sci*. 2010;87:930-941.

第6章

视野:我们需要了解什么

视野测量在青光眼管理中的作用

进展期的青光眼视神经病变是具有特征性的视盘和视乳头周围神经纤维层和黄斑的结构改变,通常早于相应可检测的视功能改变出现,可以发现相关视神经纤维层、黄斑区的变化。结构和功能两个参数,在青光眼个体的评估和监测中都是必需的,二者相互补充,以便进行治疗和视觉保护。标准自动视野检查(SAP)仍然是一种普遍接受和广泛使用的方法,用于评估青光眼患者的视觉功能。我们主要讨论各种视野测量设备的测试操作流程,标准结果报告解读的重点和难点。目前青光眼的分期和检测进展的方法也将被讨论。

动态和自动静态视野检查

动态视野计技术包含使用固定大小和亮度的不同视觉

目标,这些目标被从患者的周边视野移动到中心视野,用彩色编码记录在不同区域的首次检测,这些区域连接起来形成等视线和敏感地图(图 6-1)。Goldman 动态视野计允许测量整个视野的灵敏度,因此有助于确定整体视觉功能和进行特定活动(如驾驶)的能力。然而,动态视野计需要较高的技术依赖和集中的时间。

自动静态技术包括使用固定大小但不同亮度的刺激视标。通过在测试范围内呈现宽范围的衰减光刺激,然后确定50%时间内看到的最暗灵敏度,我们可确定个体患者在给定测试位置的亮度阈值。

考虑到动态视野测量的相对主观性,自动化技术的定量

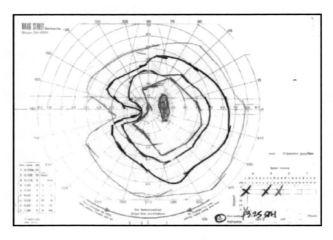

图 6-1 右眼 Goldman 动态视野大小不同的刺激视标被从周边到固视点移动,直到引起患者的反应。相应的刺激对应不同的色彩编码,以生成整个视野图。这个患者上方、下方和鼻侧阶梯随着刺激大小的减弱而逐渐扩大。

特性,静态视野检查通常是青光眼患者诊断和随访的首选。

自动视野测量流程

视野范围

　　青光眼的管理最常用的测试范围是中心 24°视野, 以及测量到 30°的两个鼻侧测试点。这个 24-2 程序测试包含 54 个检测点,点与点间隔 6°。30°视野(30-2 程序)也经常被使用,但是这个程序检测范围的边缘点具有高度的变异性和误差,并且容易被忽视。中心 10°视野(10-2 程序)主要用于疾病的晚期,现在很多证据证明,在较轻疾病状态它也很重要[1]。

刺激视标大小

　　视野测量刺激视标大小的范围从 Goldmann 0 号(1/16mm²)到 Goldmann V 号(64mm²)。对于大多数患者来说,常规选择Ⅲ号刺激视标(4mm²),这是 24-2 视野检查程序的标准视标。对于一些 Snellen 视力低于 20/80 的患者,V 号刺激视标更适合。

测量方法

瑞典交互式测试算法(SITA)标准

　　瑞典交互式测试算法标准使用贝叶斯概率技术,最准确估算测试位置的阈值敏感度,同时减少测试时间[2]。SITA 标准检测算法基于患者年龄、测试位置和以前的反应,估算阈值灵敏度的可能性。应用这种方法,而不用在每个位置进行每一个刺激强度测试。按这种方法,SITA 标准测试可以使每只眼平均测试时间减少为 7 分钟。

SITA 快速标准测试

SITA 快速测试法使用更大的阶差在视野范围内不同位置呈现刺激。与 SITA 标准程序相比,SITA 快速标准测试通过呈现更低数量的刺激强度来节省时间。然而,这种方法的好处通常也降低了测试的准确性,使变异性和误差增加,在低灵敏度的测试位置最明显[3]。此外,SITA 快速测试法对青光眼缺损检测的灵敏度较低[4]。

SITA 更快速的标准测试

最近,Heijl 等描述了一种新的技术,作为快速 SITA 检测法的替代方法[5]。SITA 的更快速的标准测试技术在 7 个方面修改了 SITA 快速标准测试方法,允许更快速的测试时间,而不影响测试–再测试的可变性。值得注意的是,SITA 更快速的标准测试技术开始测试的亮度采用与年龄匹配的平均衰减水平,而不是高于阈上水平的 25dB。SITA 更快速的标准测试技术也不会对患者之前对 0dB 刺激强度没有反应的区域进行重新测试。

SITA 短波长自动视野测量

短波自动视野计(SWAP)主要测试蓝黄神经节细胞的灵敏度, 它们被认为比其他神经节细胞对青光眼性损害更敏感。为了针对这个人群,黄色的背景适用于传递信号给非蓝黄神经节细胞的视杆、视锥细胞。蓝色 V 号刺激视标被用于瞄准传递信号给蓝黄神经节细胞的短波长敏感的视锥细胞。与标准视野检测技术相比,SWAP 已被证明能在更早的时间节点检测青光眼的发生和进展。SWAP 测试技术的一个缺陷是老年青光眼患者的晶状体混浊和老年性黄斑病变会衰减刺激信号,从而降低疾病诊断的准确性[6]。

全阈值

全阈值测试包含一种"阶梯"算法,该算法以 4dB 的阶差,连续衰减刺激对每个位置进行初始测试。如果没有应答,则以 2dB 的阶差递增刺激直到出现一个阳性应答。全阈值方法不使用贝叶斯概率技术来预测反应,因此,每个位置都会有较多的刺激,这样就需要较长的测试时间。由于整体指标和病灶缺陷深度测量的差异,从业人员在评估青光眼损失时不应将全阈值与 SITA 标准测试结果进行比较[7]。

超阈值

与采用分级衰减信号量化灵敏度相比,超阈值技术可能采用比基于年龄和测试位置的患者阈值灵敏度更明亮的视标。然后,测试评估患者对给定位置的刺激是否有反应。超阈值测试主要用于评估视野障碍,经常作为某特定功能的标准,如驾驶或上睑下垂手术前。

解析 SITA 标准 24-2,Ⅲ号视标的单视野报告

视野测试类型

视野打印报告(图 6-2)最上面展示了有关测试参数的重要信息,包括视野范围、测试方法、测试刺激视标大小和背景

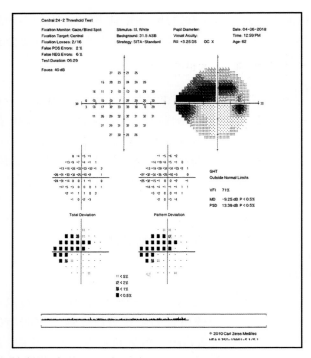

图 6-2 24-2 测试,SITA 标准自动视野测试报告单可靠性指标显示在报告单的左上角。中心凹阈值在可靠性指标的下方。这个示例是进展期青光眼的视野缺损,中心凹阈值在正常范围内。视野报告的顶部中间部分显示了刺激视标型号、背景亮度和测试方法。报告的中间部分是以分贝显示的原始阈值图,旁边是以不同灰阶描述丢失的灰度图。报告下面的图像是总偏差和模式偏差图,它显示了每个测试点与相匹配年龄对照组的灵敏度的偏差,包括数字上的偏差和根据百分比等级使用灰色方框的偏差。报告右边灰度图下面显示的是全部视野指数,包括青光眼半视野检测,以及视野指数、平均偏差、模式标准偏差。报告最下面的是注视追踪线,它表示患者在整个测试过程中的注视情况,向上偏离表示注视偏中心。

亮度水平[8]。确认这些信息与临床环境下所需测试方法的对应性非常重要。

患者基本资料和临床特征

在打印报告的最上面列出了患者的特征和基本资料,包括患者的姓名、年龄、出生日期、视野测试日期、患者的病例号、瞳孔直径大小、视力和矫正视力的屈光度。对于临床医生来说,在进行结果解释和临床决策之前,确认这些信息的准确性是至关重要的。

可靠性指标

固视丢失率

通过在生理盲点处设置一些刺激来测试患者的固视情况,这些盲点处的应答会出现在视野图上,对这些刺激的反应被认为是偏离了中央注视目标。一旦固视丢失率超过20%,固视丢失占总测试数的比例将会以"XX"记录在打印报告的"率"旁边。视野报告上不正确的盲点定位和普遍较高的假阳性率也会导致出现假性固视丢失。高的固视丢失率可能低估了青光眼患者的视野丢失。

假阳性率

在没有视觉刺激的情况下,这台测试设备在检测时会有一些噪声和延时。如果一位患者回应了这些情况,那么就记录为假阳性。一旦这个损失比例超过20%,会以"XX"的形式被记录在打印报告上的假阳性率旁,像固视丢失率一样,注意假阳性率也很重要,因为其可能导致低估视野的丢失。

假阴性率

如果患者在指定位置对比先前确定的灵敏度阈值更亮的刺激没有反应,就会记录一个假阴性错误。高的假阴性率导致不可靠的视野,通常表明患者注意力不集中和疲劳,并导致高估视野损失。

现场测试是否异常

阈值报告

阈值报告以分贝为单位,显示每个位点数字平均灵敏度值,对应光的衰减。越高分贝阈值对应越暗刺激。

中心阈值

测试开始在视野屏幕上呈现一种仅次于中央固视点亮度的刺激。这用于确定中心凹阈值,该阈值显示在视野报告的左上角。如果中心凹阈值与年龄匹配的对照组不同,则给出相应的 P 值。显著异常的中心凹阈值往往表明与青光眼疾病过程无关的眼部病变。

灰度图报告

灰度图在报告的右上角,这个图提供了一个视野异常程度的总图形和视野丢失的模式。

总偏差数值和概率图

总偏差数值图显示了在每个测试点与年龄匹配的对照组灵敏度值的偏差数值。附带的总体偏差概率图,根据年龄

匹配的百分比等级 [最顶上 95%(无阴影),较低 5%,更低2%,再低 1%,以及最低 0.5%(黑色阴影)]为每个位置分配一个灰度色调框。

模式偏差数值和概率图

阈值偏差图中的平均丢失量被确定,然后被用于生成模式偏差图,增加弥漫性缺损影响。这种方法分离了更可能是神经病变/青光眼引起的局部缺损,而不是眼表或晶状体病变引起的普遍下降。如图 6-2 所示使用阈值概率的相应灰度色调框生成模式偏差概率图。

总体视野指数

平均偏差

来自与年龄匹配对照组的阈值灵敏度值的个体偏差的平均数,给出了平均偏差值,它显示在打印报告的右下角,同时给出一个 P 值来表示百分位等级。

视野指数

视野指数 (VFI) 提供了一个衡量剩余视野百分比的指标,并与平均偏差密切相关。重要的是,它是根据模式偏差数值图计算的,因此它调整了非青光眼引起的弥漫性缺损。VFI中心位点的权重也高于周边位点。计算 VFI 时,即使在总偏差图上显示灵敏度减小,模式偏差图上的正常灵敏度区域也被认为是 100%。

模式标准差

在平均偏差下方的是模式标准差,它衡量的是局部视野丢失程度,是排除了弥漫性缺损之后的数值,同时给出一个 P 值来表示百分位等级。异常的模式标准偏差是局部缺损早期指标,它可能来自于青光眼和其他导致局部视野缺损的疾病。

青光眼半视野试验

在青光眼半视野试验(GHT)中比较上、下方半视野 5 个对应区域 (在解剖学上对应于神经纤维层部分) 的阈值敏感性。根据与年龄匹配对照组对比的不对称程度,GHT 可分为"正常范围内""边界""正常范围外""普遍敏感性降低"或"异常高敏感性"。GHT 的结果已被发现在确定是否存在青光眼性视神经病变方面的诊断准确性较高。然而,值得注意的是,并非所有的 GHT 异常都是由青光眼引起的。

严重程度分级

视野损害分级标准(Hodapp–Anderson–Parrish)

Hodapp-Anderson-Parrish 青光眼视野损害分级标准(表 6-1)是 1993 年基于 SAP 发展而来的[9]。这一标准用于对早期青光眼的诊断和严重程度进行分级,以指导治疗目标。该标准对广泛性和局灶性缺损,以及与固视点相对的位置进行了考虑。

ICD-10 分级标准

国际疾病和相关健康问题统计分类(ICD)是世界卫生组

织为全球健康统计和医疗支付维护的编码系统。编码系第 10 版(ICD-10),允许医生根据分期(表 6-2)对青光眼的严重程度进行分级,分级标准取决于视野的特征。

表 6-1 Hodapp–Anderson–Parrish 青光眼视野损害分级标准

轻度青光眼异常 (满足以下条件之一,必须可重复)

在青光眼典型的 24° 视野中心位置的 3 个或 3 个以上相邻的非边缘点,所有这些点在模式偏差图上的 $P<5\%$,以及其中一个 $P<1\%$

GHT 正常限制外

矫正的模式标准差中 $P<5\%$

一个弥漫性缺损的总体偏差图,平均偏差 $P<5\%$,无其他非青光眼疾病可解释视野缺损,与相应的青光眼临床结果一致

早期青光眼损害(满足以下所有条件)

平均偏差 $>-6dB$

中心 5° 以内所有点的灵敏度 $>15dB$

在模式偏差图上,小于 25% 的点(18 个点)$P<5\%$,小于 10 个点 $P<1\%$。

中期青光眼的损害(满足以下所有条件)

平均偏差 $>-12dB$

在模式偏差图上,小于 50% 的点(37 个点)$P<5\%$,小于 20 个点 $P<1\%$

仅 1 个半视野里,在固视点 5° 以内,1 个视野测试点的灵敏度 $<15dB$,

晚期青光眼的损害(满足以下所有条件)

平均偏差 $>-12dB$

在模式偏差图上,超过 50% 的点(37)$P<5\%$,超过 20 个点 $P<1\%$

2 个半视野里,测试中心 5° 内点的灵敏度 $<15dB$

GHT:青光眼半视野测试。

Adapted from Anderson RD, Patella VM. *Automated Static Perimetry*, 2nd ed. Mosby; 1999

表 6-2 ICD-10 青光眼分期标准

轻微或早期青光眼

没有与青光眼结构异常相对应的青光眼视野损害

中期青光眼(满足以下所有条件)

仅 1 个半视野中出现青光眼性改变

固视 5°范围内没有青光眼性视野缺损

晚期青光眼(满足以下一个或所有条件)

2 个半视野中出现青光眼性缺损

至少 1 个半视野测试中,固视 5°范围内出现青光眼性缺损

非终末期的青光眼

没有行视野检查

患者不能进行视野测试

不可靠/不能解释的视野测试

转载自医疗保险和医疗补助服务中心

评估进展

尽管基于回顾一系列视野检查的主观判断可用于评估功能性青光眼进展,但与使用视野统计软件生成的基于事件和趋势的分析(图 6-3)相比,这些方法是主观的和缺乏标准化的[10]。

基于事件的分析

事件分析确定青光眼的进展,是基于随着时间的推移局部视野缺损的恶化。指导性进展分析(GPA;蔡司)将模式偏差数值图上每个点的阈值灵敏度与 2 个基线测试中同一点的平均灵敏度进行比较。在一组稳定的青光眼患者中,当一次随访研究中有 3 个检查点的恶化程度超过测试-复测变异性

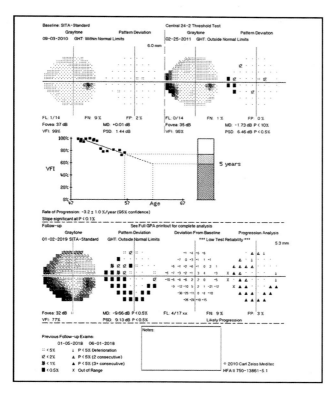

图 6-3 自动视野测试结果显示青光眼的进展。它是基于趋势分析、事件分析和趋向性进展研究报告的。这一报告中间位置的回归线研究,预测了未来 5 年视野丢失情况。右下方完全阴影三角形代表的是相应测试点对比基线研究连续 2 次可确认的视野缺损进展。

的 95%可信区间时, 并在随后的一次测试中得到确认时,提示"可疑的进展"。如果在确切的 3 个位置连续 3 次检查可重复的恶化并得到证实,则为"可能的进展"。一旦临床医生确定了进展情况并进行相应的管理, 采用最近的视野检查结果,将 2 个初始基线结果交换来重新建立一个新的基线标准是很重要的。否则,尽管视野稳定,"可能的进展"信息仍将持续。

基于趋势的分析

基于趋势的分析使用全局测量来确定总体功能进展。进展分析(GPA)使用视野指数(VFI)参数的回归分析来确定,随时间推移出现视野的丢失率。计算机化的 VFI 趋势推断,预测未来 5 年的预期视野丢失的百分比。基于趋势的技术在中度和重度青光眼疾病阶段更有用,而基于事件的分析在轻度青光眼阶段可能更敏感。

缺点和伪影

测试人员的作用

尽管 SAP 被认为是一个定量测试,但是一些定性变量可能会影响测试结果和准确性。在整个测试过程中,患者的注意力可能会影响假阳性率、假阴性率和固视丢失率。因此,对测试人员而言,讲解检测目标,让患者舒适地坐在测试的位置上,并在整个测试过程中保持专注很重要。测试人员还应向患者说明刺激可能在超过一半的测试时间内看不到,而且刺激可能在看到时显得相对暗淡[11]。当患者认为看到光时,指导他们按下按钮。测试人员也要说明,如果患者想暂停测试休息一下或与测试人员交谈,可以按住应答按钮。我们不提倡 1 名视野测量师同时进行 2 个视野测试,或在同一房间进行 2 个视野测试。这些方法将帮助患者在治疗过程中对视野检查形成积极的态度。

屈光间质混浊

角膜、晶状体和玻璃体疾病也可以导致视野缺损,这些疾病容易混淆青光眼的诊断。因为这些疾病通常导致的是弥漫性视野缺损而不是局部缺损。与总体偏差相比,工作人员应该更关注模式偏差。此外,与青光眼视神经病变相比,这些疾病更有可能导致中心凹阈值降低和中心视力下降。

矫正镜片边缘伪影

用于测试矫正镜的位置不当可能导致阈值灵敏度<0dB的绝对暗点。适当的距离(在不干扰睫毛、眉毛的情况下尽可能靠近患者)和放置居中较细的金属丝镜框的矫正镜片,有助于降低这种情况的发生率。

眼睑和眉毛伪影

上睑下垂和(或)突出的前额眉弓可能会降低阈值灵敏度,出现类似青光眼的弓状缺损。上眼睑提拉和额头放在适当的位置可以减少这些伪影的出现。

疲劳

注意力不集中可发生在视野测试注视点和每个象限的 4 个基点后。往往会出现一个典型的三叶草图案的视野缺损结果。患者疲劳的另一个迹象是,在正常固视丢失率和假阳性率下的高假阴性率。

瞳孔大小

瞳孔散大和缩小会导致相应的视网膜接受亮度的增加

和减少,相应地出现测试伪影。测试者应该将他们的测试标准化,使视野检测在相同的瞳孔条件下进行,以便随时间的推移进行有意义的解释。对于长期接受缩瞳剂治疗的患者,可以考虑在试验前进行药物扩瞳。

结　论

即使视野测试有很多缺点,但它仍是评估青光眼视觉功能最重要的测试。目前,强大的计算机工具有助于结果判读,测试人员应该利用这些设备来最大限度地提高测试的诊断能力。控制检测条件和让患者合作是取得成功结果的关键。

参考文献

1. Hood DC, Raza AS, de Moraes CG, et al. Glaucomatous damage of the macula. *Prog Retin Eye Res.* 2013;32:1-21.
2. Wild JM, Pacey IE, O'Neill EC, Cunliffe IA. The SITA perimetric threshold algorithms in glaucoma. *Invest Ophthalmol Vis Sci.* 1999;40(9):1998-2009.
3. Artes PH, Iwase A, Ohno Y, et al. Properties of perimetric threshold estimates from Full Threshold, SITA Standard, and SITA Fast strategies. *Invest Ophthalmol Vis Sci.* 2002;43(8):2654-2659.
4. Budenz DL, Rhee P, Feuer WJ, et al. Sensitivity and specificity of the Swedish interactive threshold algorithm for glaucomatous visual field defects. *Ophthalmology.* 2002;109:1052-1058.
5. Heijl A, Patella VM, Chong LX, et al. A new SITA perimetric threshold testing algorithm; construction and a multi-center clinical study. *Am J Ophthalmol.* 2019;198:154-165.
6. Niforushan N, Parsamanesh M, Yu F, et al. Effect of yellow-tinted intraocular lens on standard automated perimetry and short wavelength automated perimetry in patients with glaucoma. *Middle East Afr J Ophthalmol.* 2014;21(3):216-219.
7. Budenz DL, Rhee P, Feuer WJ, et al. Comparison of glaucomatous visual field defects using standard full threshold and Swedish interactive threshold algorithms. *Arch Ophthalmol.* 2002;120(9):1136-1141.
8. Budenz DL. *Atlas of Visual Fields.* Lippencott-Raven; 1997.
9. Anderson RD, Patella VM. *Automated Static Perimetry.* 2nd ed. Mosby; 1999.
10. Aref AA, Budenz DL. Detecting visual field progression. *Ophthalmology.* 2017;124:S51-S56.
11. Heijl A, Patella VM, Bengtsson B. *Effective Perimetry.* 4th ed. Carl Zeiss Meditec, Inc, 2012.

第7章

青光眼的激光治疗

激光的基础原理

激光是通过激发辐射扩大的光的缩略语。激光的不同性质和组成与它们在眼科的应用有关。激光器的增益介质是用来放大光的介质。眼科激光中使用的不同增益介质有气体(如氩气)、固体(如 Nd:YAG)和半导体(如二极管)。激光器的输出可以是连续的或脉冲的(如 Q–开关倍频 Nd:YAG 或微脉冲二极管激光器)。特定的发色团对激光能量的吸收取决于激光的波长。黑色素能有效吸收 380~740nm 的可见光。当激光被组织吸收时,会产生以下效应:光凝(如氩激光)、光灼蚀(如准分子激光)和光爆破(如 Nd:YAG 激光)。

常见的青光眼激光手术

虹膜切开术

激光周边虹膜切开术(LPI)是治疗解剖性前房角狭窄、原发性房角关闭(PAC)、原发性闭角型青光眼(PACG)和急性房角关闭危象(AACC)的基本工具。房角的关闭常常是由瞳孔阻滞造成的,在这种阻滞中,房水通过虹膜晶状体间隙从后房进入前房有相对的阻力。随后,后房压力增加,导致周边虹膜前屈,虹膜与小梁网之间的间隙缩窄(图 7–1)。这可能导致虹膜与小梁网接触和永久粘连性房角关闭,阻止房水通过小梁网流出,并导致 IOP 升高。LPI 为房水从后房进入前房提供了一条能到达小梁网的替代通道。然而,虽然影像学研究显示了治疗后早期的房角宽度增加,但随着时间的推移,由于晶状体厚度增加,这种效果可能会变差[1-3]。此外,19.4%~81%

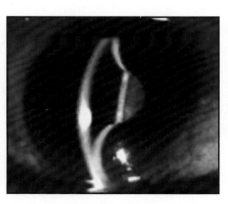

图 7–1 瞳孔阻滞房角关闭的患者,虹膜膨隆形态。

的原发性可疑房角关闭患者，在 LPI 后的房角镜或超声生物显微镜检查中，可能表现出持续的房角关闭[4-6]。残留房角关闭可能是由于非瞳孔阻滞机制，如较厚的虹膜、前位的睫状体和更厚的晶状体。因此，即使在 LPI 后，继续房角镜检查监控患者的房角闭合情况也是重要的。

适应证

- 解剖上狭窄的前房角。
- 原发性可疑房角关闭。
- 原发性闭角型青光眼。
- 急性房角关闭危象。
- 小眼球。
- 高褶虹膜形态/综合征。
- 色素播散综合征的应用/色素播散性青光眼的应用[7]。

禁忌证

- 角膜混浊影响观察。
- 平坦的前房角。

激光类型

- 氩激光连续波(488nm、514nm、532nm)。
- 绿波二极管波(532nm)。
- 倍频 YAG，Q 开关脉冲(1064nm)。

激光参数设置(表 7-1)

		表 7-1 激光参数设置	
激光	能量	持续时间	光斑大小
氩激光/绿波二极管(收缩作用/预先处理)	200~500mW	0.2~0.5s	200~500μm
氩激光/绿波二极管(穿透)	600~1200mW	0.01~0.05s	50~75μm
倍频 YAG	4~10mJ	1~3 脉冲/爆破	恒定的、依据每个激光模式设置

激光镜

- Abraham 虹膜根切镜。
- Wise 虹膜切开镜。
- Pollack 虹膜切开/房角镜。

流程

- 治疗前确认正确的治疗眼,并取得知情同意。
- 手术前 15~30 分钟滴入 1%~2%的毛果芸香碱。
    ○ 如果毛果芸香碱作用延迟,术中可以利用明亮的裂隙灯束收缩瞳孔。
- 局部滴用普雷可定或溴莫尼定预处理, 以降低术后 IOP 突然升高的风险。
- 滴入 1 滴丙帕卡因或丁卡因局部麻醉。
    ○ 提醒患者,在激光过程中可能会有一些不适。
- 在虹膜切开镜中放置甲基纤维素或 0.3%羟丙纤维素凝胶。

● 选择晶状体赤道外的周边虹膜(隐窝)较薄的区域,避开血管。

○ 可以在上方、鼻侧或颞侧的位置(这些位置不邻近水平睑裂区,术后眩光的发生率较低)[8,9]。

● 发射激光(见前文"激光参数设置")直到确认穿透,可以通过观察房水和色素从后房到前房的流动来确认(图7-2)。

○ 在使用倍频 YAG 之前, 可考虑使用连续波长的激光(如氩激光或二极管激光)来预先治疗,通过热收缩既能使虹膜变薄,还能减少出血的风险。

● 如果发生出血,使用虹膜切开镜间断压迫眼球,直到活动性出血停止。

术后护理和随访

● 治疗后 30~60 分钟复测 IOP。

● 局部使用类固醇激素滴眼液,每天 3~4 次,持续使用3~7 天(如果炎症持续可延长使用时间)。

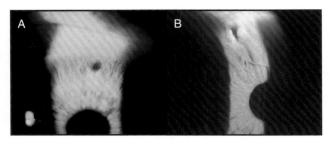

图 7-2　应用氩激光(A)和倍频 YAG 激光(B)进行周边虹膜切开术。

● 1 周后随诊,测量 IOP,重复房角镜检查,观察前房的炎症反应情况,酌情减少使用类固醇激素。

并发症

- IOP 升高。
- 前房积血。
- 炎症。
- 激光灼伤角膜、晶状体或视网膜。
- 眩光。
- 虹膜根切孔闭合。
- 持续的房角关闭。

虹膜成形术

激光周边虹膜成形术,即周边虹膜收缩术(PICP),在进行激光虹膜根切困难,或激光虹膜根切孔通畅并存在但仍残留虹膜小梁网贴附的情况时,能有效逆转虹膜小梁网位置并打开前房角。进行 PICP 时,应用大光斑直径、低能量灼烧远周边部虹膜,引起虹膜收缩、变薄,并分离周边的房角结构(图 7-3)。这已被证明对打破 AACC 有效,并且在角膜水肿或浅前房时不能成功实施 LPI 的情况下更容易进行[10,11]。然而,这个手术不能解决瞳孔阻滞,因此,在青光眼急性发作被解决后应尽快进行 LPI。PICP 对闭角型青光眼 LPI 术后持续的虹膜小梁网贴附也有治疗效果。在进行 PICP 前,最好使用房角镜检查虹膜与小梁网是否贴附,因为它不能分离房角的粘连关闭。单纯的周边虹膜成形术可能不是一个很好的长期治疗方案,因为经常还需要额外的干预或手术[12-14]。

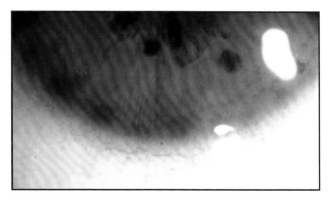

图 7-3　激光虹膜成形术后周边虹膜激光斑。

适应证

- 打开贴附关闭的房角。
- 急性房角关闭危象。
- 进行虹膜根切术后,持续房角贴附但没有周边虹膜前粘连。
  - 高褶虹膜综合征。
  - 晶状体源性青光眼(与晶状体的大小或位置有关的房角关闭)。
  - 小眼球。

禁忌证

- 严重的角膜水肿。
- 房角平坦。
- 周边房角前粘连。

激光类型

- 氩激光连续波(488nm、514nm、532nm)。
- 红光二极管连续波(810nm)。
- 绿光二极管连续波(532nm)。

激光参数设置(表7-2)

激光	能量	作用时间	光斑直径
氩激光	150~500mW	0.2~0.5s	200~500μm
红光二极管	400~500mW	0.01~0.05s	200~500μm
绿光二极管	150~500mW	0.2~0.5s	200~500μm

表7-2 激光参数设置

激光镜

- Abraham虹膜根切镜。
- Wise虹膜切开镜。

一般来说,不推荐使用房角镜,由于激光的切线取向,房角镜更容易损伤小梁网,而且周边虹膜基质收缩/变薄效果会衰减[11]。

流程

- 治疗前确认正确的治疗眼,并取得知情同意。
- 治疗前15~30分钟使用1%~2%的毛果芸香碱缩瞳。
- 局部应用普雷可定或溴莫尼定预处理,以降低术后IOP飚升的风险。
- 滴入1滴丙美卡因或丁卡因局部麻醉剂。
  ○ 告知患者激光时会有些不适。

- 于房角镜中放置甲基纤维素或 0.3%羟丙纤维素凝胶。
- 将激光作用在较远周边虹膜处(在虹膜根部),激光能量设置为虹膜产生收缩,而不形成气泡和色素释放,或组织穿透为准(见前文"激光参数设置")。
  - 全周 360°行 24~32 个点, 每个点间隔 1~2 个光斑直径。
  - 颜色较浅的虹膜需要更多的能量(采用较小的光斑直径,可能更有效)。

术后护理和随访

- 治疗后 30~60 分钟复测 IOP。
- 局部使用激素滴眼液每天 4 次,持续 7 天,或根据情况延长。
- 随访测量 IOP、观察前房炎症反应并复查房角镜。

并发症

- IOP 升高。
- 持续的炎症反应。
- 角膜内皮灼伤。
- 短暂或永久瞳孔形状/大小改变。

激光小梁成形术

激光小梁成形术(LTP)是通过激光作用在小梁网组织,增加房水外流,来降低 IOP。氩离子激光小梁成形术(ALT)在 1979 年由 Wise 和 Witter 提出[5]。青光眼激光试验证实,ALT 作为开角型青光眼的替代局部滴用药物的一线治疗,是安全和有效的[16]。后来,Latina 等描述了使用 Q 开关倍频Nd:YAG

激光进行选择性激光小梁成形 (SLT)的方法[17]。由于脉冲能量传递,SLT 比 ALT 造成的组织损伤更小，但保持了相似的降压效果[18]。用于 SLT 的激光脉冲持续时间比黑色素的热松弛时间短,对周围非色素细胞和结构的损伤小。据报道,SLT的成功率(定义为对比 IOP 基线下降 20%)在 1 年时为58%~94%[19-23],随着时间推移逐渐降低(2 年时成功率为 38%~85%)[19,21-23]。基线 IOP 高的患者使用 SLT 后 IOP 下降更明显[24-26]。重复 SLT(之前进行过 ALT 或 SLT)与初始激光治疗具有相似的效果[27-31]。微脉冲半导体激光小梁成形术是一种相对新型的激光治疗,顾名思义,它是脉冲激光,与持续的激光(如氩激光)相比,它对周旁组织的损伤更小[32]。

适应证

- 原发性开角型青光眼。
- 色素性青光眼。
- 假性囊膜剥脱性青光眼。
- 激素性青光眼。

禁忌证

- 不能看到小梁网。
- 闭角型青光眼。
- 新生血管性青光眼。
- 炎症性青光眼。
- 房角后退性青光眼。
- 青少年青光眼(诊断时年龄小于 40 岁)。
- 先天性青光眼。

激光类型

- 氩激光(ALT)连续波(488nm、514nm、532nm)。
- Q 开关,倍频 YAG(SLT)脉冲激光(532nm)。
- 红光二极管(MLT/MDLT),脉冲激光 (810nm)。

激光参数设置(表 7-3)

表 7-3　激光参数设置			
激光	功率/能量	作用时间	光斑大小
氩激光	400~1000mW	0.1s	50μm
绿波二极管	400~1000mW	0.1s	50~75μm
Q 开关,倍频 ND:YAG	0.4~1.2mJ	3ns	400μm
微脉冲二极管	1000~2000mJ	0.2~0.3s (15%占空比)	300μm

激光镜

- Ritch 小梁成形镜。
- Latina。
- Goldmann 3 面镜。

流程

- 确认正确的治疗眼,并取得知情同意。
- 局部应用普雷可定或溴莫尼定预处理, 以降低术后 IOP 升高的风险。
- 滴入 1 滴丙帕卡因或丁卡因局部麻醉剂。
- 于房角镜中放置甲基纤维素或 0.3%羟丙纤维素纳

凝胶。

● 将镜子置于眼睛上,用激光照射色素小梁网(见前文"激光参数设置")180°~360°,每个象限 20~25 点。

○ 从较低的能量水平开始,逐步升高,色素较多的小梁网需要较低的能量。

○ 避免激光能量损伤睫状体带和 Schwalbe 线。

○ 关于 ALT:

■ 激光作用在色素和非色素小梁网的边界上。

■ 每个相邻激光光斑之间间隔 1~2 个光斑直径。

■ 激光作用使色素小梁网发白,但没有气泡形成。

○ 关于 SLT:

■ 激光作用应该覆盖前部巩膜突、色素和非色素小梁网。

■ 激光光斑应该是连续的,但不能重叠。

■ 调节能量,直到色素小梁网上出现细小的"香槟泡",然后继续在仅低于产生气泡的水平进行。

○ 关于 MLT/MDLT:

■ 类似 SLT,但看不到组织反应。

术后护理和随访

● 激光术后 30~60 分钟测 IOP。

● 激光后不需要滴药(随机对照试验显示,SLT 术后接受 0.1% 吲哚美辛、0.1% 地塞米松及未给予治疗, 三组没有差异)[33]。

○ 一些外科医生更喜欢用温和的局部皮质类固醇或非甾体类抗炎药治疗 3~5 天。

● 4~6 周后随诊检查,观察 IOP 变化。

并发症

- IOP 升高。
- 短暂的前房炎症反应。
- 短暂的角膜内皮改变(几乎很少发生)。
- 周边前粘连的形成(连续波激光更明显,如 ALT)。
- IOP 下降不理想。

睫状体光凝术

睫状体光凝术(CPC)是指激光能量作用在睫状突和睫状体上。目的是使睫状体无色素上皮产生的房水减少，从而降低 IOP。早期报道的经巩膜睫状体光凝是使用红光(波长为 693nm)激光[35]或倍频 YAG 激光,但是这些已经被红光二极管连续波激光(810nm)取代,相比倍频 YAG,它能够更好地被葡萄膜色素组织吸收,而且更便于携带[36]。最近,像 LTP 这类脉冲激光被报道应用于临床,允许热松弛且对周围组织损伤更小。研究表明,经巩膜作用的微脉冲二极管激光 CPC (MP-TSCPC 或 MP-TCP)应用在难治性青光眼患者中,在术后 1~18 个月的时间内，对比基线能降低 IOP 40.1%~59.9%[37-40]。对连续波 TSCPC 和 MP-TSCPC 的比较研究发现，两种方法的疗效相似,但 MP-TSCPC 提供更一致和可预测的降低 IOP 的效果,且眼部并发症更少[41]。

除经巩膜入路外,CPC 还可以在内镜激光的辅助下直接将激光应用于睫状体。内镜下睫状体光凝(ECP)是 1992 年由 Uram 首次提出的,涉及使用 18~20G 的内镜直接将激光应用于睫状体,该内镜还包含光源和二极管激光[42]。ECP 可经角膜缘切口前入路或经平坦部后入路联合玻璃体切割术(ECP-plus)进行[43]。在组织病理学研究中，与 TSCPC 治疗的眼睛相比，ECP 可破坏睫状体上皮（房水产生的位置和 CPC 的预期靶点），但对睫状体其他结构的损害较小[44]。内镜下的睫状体光凝（ECP）已被证明对难治性青光眼患者有效，12.9~24 个月间平均 IOP 降低 34%~66%[43,45,46]。ECP 联合超声乳化术治疗非难治性青光眼的安全性和有效性已有报道[47-50]。对于高褶虹膜综合征，尤其是虹膜切开术和虹膜成形术难治性病例，超声乳化术也可能发挥一定作用[51,52]。在这种临床情况下，激光被用于使睫状体挛缩和后旋。

经巩膜睫状体光凝术(TSCPC)和微脉冲经巩膜睫状体光凝术(MP-TSCPC)的适应证

由于存在持续性炎症、囊样黄斑水肿、低 IOP、眼球萎缩和交感眼炎的风险，人们在传统上认为 CPC 只用于既往青光眼手术失败的难治性青光眼，残余很少有用视力但 IOP 升高的眼睛，视力丧失但需要缓解疼痛的眼睛，合并复杂青光眼和结膜瘢痕的眼睛，或存在无法进行内眼手术的眼睛[53]。尽管其作为初始手术治疗的疗效和相对安全性已有描述，但仍缺乏支持其作为初始手术的随机对照试验证据[55,56]。

内镜下睫状体光凝术的适应证

与 MP-TSCPC 和 TSCPC 一样，传统上 ECP 的适应证是治疗难治性青光眼，但许多研究支持 ECP 用于不同严重程度的非难治性青光眼和具有良好视觉潜力的眼睛[47-50]。但仍然需要随机对照试验对 ECP 治疗开角型青光眼和原发房角关闭的中长期安全性和有效性进行研究[57]。

激光类型

- TSCPC/TCP：
  - 红光二极管,连续波(810μm)。
- MP–TSCPC/MP–TCP：
  - 红光二极管,脉冲波(810μm)。
- ECP：
  - 红光二极管,连续波(810μm)。

激光参数设置(表 7–4)

表 7–4　激光参数设置			
激光	功率/能量	作用时间	点数/程度
TSCPC (二极管,810nm)	400~1000mW	0.1s	每个象限 5~8 个点(间隔约 1/2 G 探头宽度),180°~360°范围内总共有 15~40 个作用点
MP–TSCPC (二极管,810nm)	400~1000mW	0.1s	180°~360°扫描
ECP (二极管,810nm)	0.4~1.2mJ	3ns	通过角膜或睫状体平坦部入路,治疗的范围取决于所要达到的效果

TSCPC 和 MP–TSCPC 的治疗流程

- 在处置室或者手术室进行。
- 确认正确的治疗眼,并且取得患者的知情同意。
- 麻醉。
  - 手术室或者处置室:球后或球周麻醉(50:50 混合 0.75%

的布比卡因和 2% 利多卡因不加入肾上腺素）。

　○ 手术室：全身麻醉是一种选择。

● 滴入 1 滴丙帕卡因或丁卡因局部麻醉。

● 开睑器开睑。

● 在巩膜上使用激光探头治疗（确保探针正确放置在角巩膜边缘）。

　○ 避开 3 点和 9 点的位置（睫状长动脉/神经）。

　○ TSCPC。

　　■ G 探头（Iridex Corp）：以 250mW 为单位逐步增加能量，直到听见爆破声，然后设置能量仅低于这个水平进行。

　　■ 每个象限要有 5~8 个点（图 7-4 和图 7-5）。

　○ MP-TSCPC 。

　　■ 微脉冲 P3 探头 （Iridex Corp）：随着一个连续的扫

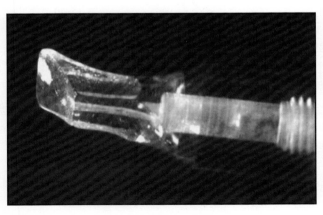

图 7-4 G 探头的顶部，在激光传输过程中，作用探头较窄的一端位于角膜缘处。

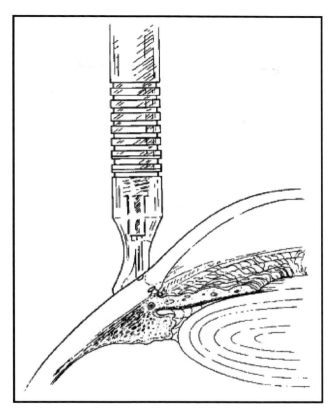

图 7–5　在二极管激光睫状体光凝聚过程中，G 探头对准角巩膜边缘放置，用于激光传输。注意探头手柄的方向与视轴平行。（Reproduced with permission from the American Academy of Ophthalmology.）

动，从 9:30 到 2:30，然后从 3:30 到 8:30 顺时针方向滑动。

- 术后处理（可选）：
  - 曲安奈德后部 Tenon 囊下注射（40mg/mL）。
  - 1%阿托品滴眼液。

内镜下睫状体光凝术的手术流程

- 必须在手术室进行。
- 确认正确治疗眼,并取得患者的知情同意。
- 术前散瞳。
- 麻醉:
  - 球后、球周或局部麻醉取决于患者。
- 以无菌方式准备手术眼,放置开睑器。
- 联合白内障手术时,应先进行白内障手术。
- 注射黏弹剂,加深前房,扩大睫状沟间隙。
- 前入路方式(用于有晶状体、人工晶状体眼或无晶状体眼)。
  - 利用 1.5~2.5mm 透明角膜切口将 ECP 探头插入前房。
- 后入路方式(用于人工晶状体眼或无晶状体眼)。
  - 行有限的平坦部玻璃体切割术。
  - 通过平坦部巩膜切口插入 ECP 探头。
- 将注意力从显微镜转移到外部监视器上,用激光照射睫状体(参见前文"激光参数设置")。
  - 从激光探头尖端到睫状突的距离应在 0.75~2.00mm。
  - 设定功率/持续时间,直到有明显的变白/睫状突收缩,如果有明显的气泡或爆破声,则需要降低功率/持续时间。
- 前入路方式,需要清除前房黏弹剂。
- 确保所有切口水密闭合,必要时用缝线缝合。
- 可以考虑在手术结束时给结膜下、Tenon 囊内或前房内注射糖皮质激素。

术后护理和随访

- 局部使用激素(如 1%泼尼松龙),每日 4~6 次,持续 1 周,之后逐渐减量持续使用 3 周。
- 术后 1 周使用抗生素滴眼,每日 4 次。
- 局部散瞳(如 1%阿托品),每日 2 次,用于控制疼痛。

并发症

- 经巩膜的睫状体光凝术和微脉冲睫状体光凝术:
  ○ 结膜灼伤。
  ○ 疼痛。
  ○ 低 IOP。
  ○ 炎症。
  ○ 前房积血。
  ○ 角膜水肿。
  ○ 视力丧失。
  ○ 眼球萎缩。
  ○ 交感性眼炎(罕见的情况)需要再次治疗。
- 内镜下的睫状体光凝术:
  ○ 除结膜灼伤外,其他与 TSCPC 和 MP-TSCPC 相同。
  ○ 睫状体悬韧带损伤。
  ○ 眼内炎。
  ○ 虹膜损伤。

激光缝线松解术

　　激光缝线松解术被用于在小梁切除术后调节流量,从而调节 IOP,激光穿过完整的结膜选择性拆除巩膜瓣缝线。巩膜瓣缝线的功能是保护瓣并控制房水通过小梁切除内引流口排出。在术后早期,缝线的松紧程度决定了房水的流通和 IOP 水平。巩膜瓣缝线过紧能够防止低 IOP,但容易由于不充足的排出导致 IOP 升高。随着切口的愈合,选择性地使用激光打断巩膜缝线,松解巩膜瓣缝线,来减少巩膜瓣的张力,增加房水流动,降低 IOP[58,59]。激光缝线松解的时机选择和切断几根缝线受多种因素影响,包括抗瘢痕药物的使用情况、巩膜瓣大小和形态、手术时的缝线数量和松紧度、预期目标 IOP、低 IOP 相关的并发症危险因素和患者的术后护理。

　　激光缝线松解也被用在非限制性青光眼引流装置的结扎缝线的松解, 如 Baerveldt 植入物 (Johnson & Johnson Vision)或 Molteno 植入物(Nova Eye Medical)。可吸收的(7-0/8-0 聚乙烯缝线)或者不可吸收的(7-0/8-0 聚丙烯缝线)用来固定引流管的位置。结扎缝线大多在眼球表面,在角膜移植片或任何材料植片的下方,激光能量能够用于松解或切断缝线,从而松解引流管的限制,促进房水流出到装置的蓄水区。

适应证

- 小梁切除术:

　　○ 通过切断一根或多根巩膜瓣缝线来促使房水流出降低 IOP。
- 青光眼引流装置植入:

　　○ 松解引流管限制缝线,并使房水从引流管流出(首选 Ritch 缝线溶解镜,因为锥形可以提供最佳的眼睑回缩,以便观察位于后方的缝线)。

禁忌证

- 浅的/平坦的前房。
- 不易看到的缝线。

激光类型

- 氩激光,连续波(488nm、514nm、532nm)。
- 绿光二极管,连续波(532nm)。
- 氪激光,连续波(647nm,不能被血液吸收)。

激光参数设置(表 7-5)

表 7-5 激光参数设置			
激光	功率/能量	作用时间	光斑大小
氩激光或二极管	200~1000mW	0.05s	50~75μm
氪激光	150~500mW	0.05s	50~75μm

激光镜

- Hoskins 缝线溶解镜(图 7-6A)。
- Ritch 缝线溶解镜(图 7-6B)。
- Mandelkorn 缝线溶解镜。

流程

- 确认正确治疗的眼,并取得患者同意。
- 滴入 1 滴丙帕卡因或丁卡因局部麻醉,滴入 1 滴 2.5% 的肾上腺素收缩结膜血管。

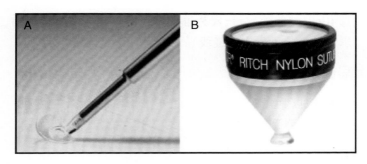

图 7-6 两个缝线溶解镜:Hoskins(**A**) 和 Ritch (**B**)。

● 将 LSL 镜置于缝线处,压迫结膜血管使其变白,以获得更好的视觉效果。

● 发射激光直到缝线溶解(参见"激光参数设置")。

○ 小梁切除术:

■ 起始能量从 200~300mW,根据观察缝线是否溶解增加能量。

■ 一般来说, 使用较高能量多是因为不容易看清缝线。

○ 青光眼引流装置:

■ 经常需要应用多种激光松开/打破限制缝线。

■ 一般角膜瓣下的缝线需要较高能量(600~800mW)。

■ 很难观察到聚乳酸结扎线的断开,因此经常观察眼球的柔软程度很重要。

术后护理和随访

● 激光术后复测 IOP。

● 继续使用适当的术后滴眼液。

- 1 周内随访,复测 IOP。

并发症

- 结膜灼伤。
- 浅前房角。
- 结膜穿孔或渗漏。
- 低 IOP。
- 恶性青光眼。

选择镜子(表 7-6)

- ocularinc.com
- accutome.com

镜子	适应证	接触直径	图像放大倍数	光斑放大倍数
Abraham 虹膜切除镜	LPI,PICP	15.5mm	1.6×	0.63×
Wise 虹膜切开镜	LPI,PICP	15.5mm	2.6×	0.38×
Pollack 虹膜切开镜/房角镜	LPI	15mm	1.5×	0.65×
Ritch 小梁成形镜	LTP,SLT	18mm	1.4×	0.71×
Glodman 三面镜	LTP,SLT	15~20mm	0.93×	1.08×
Latina	SLT	14.5~18mm	1.0×	1.0×
Hoskins 缝线溶解镜	LSL	3.0mm	1.2×	0.83×
Ritch 缝线溶解镜	LSL	5.7mm	1.0×	1.0×
Mandelkorn 缝线溶解镜	LSL	5.6mm	1.32×	0.76×

表 7-6　镜子类型

LPI:激光周边虹膜根切术;LSL:激光缝线溶解术;LTP:激光小梁成形术;PICP:周边虹膜成形术;SLT:选择性激光小梁成形术。

参考文献

1. How AC, Baskaran M, Kumar RS, et al. Changes in anterior segment morphology after laser peripheral iridotomy: an anterior segment optical coherence tomography study. *Ophthalmology*. 2012;119(7):1383-1387.
2. Lee KS, Sung KR, Shon K, Sun JH, Lee JR. Longitudinal changes in anterior segment parameters after laser peripheral iridotomy assessed by anterior segment optical coherence tomography. *Invest Ophthalmol Vis Sci*. 2013;54(5):3166-3170.
3. Jiang Y, Chang DS, Zhu H, et al. Longitudinal changes of angle configuration in primary angle-closure suspects: the zhongshan angle-closure prevention trial. *Ophthalmology*. 2014;121(9):1699-1705.
4. He M, Friedman DS, Ge J, et al. Laser peripheral iridotomy in primary angle-closure suspects: biometric and gonioscopic outcomes: the Liwan Eye Study. *Ophthalmology*. 2007;114(3):494-500.
5. Lee KS, Sung KR, Kang SY, et al. Residual anterior chamber angle closure in narrow-angle eyes following laser peripheral iridotomy: anterior segment optical coherence tomography quantitative study. *Jpn J Ophthalmol*. 2011;55(3):213-219.
6. Baskaran M, Yang E, Trikha S, et al. Residual angle closure one year after laser peripheral iridotomy in primary angle closure suspects. *Am J Ophthalmol*. 2017;183:111-117.
7. Michelessi M, Lindsley K. Peripheral iridotomy for pigmentary glaucoma. *Cochrane Database Syst Rev*. 2016;2:Cd005655.
8. Vera V, Nagi A, Belovay GW, Varma DK, Ahmed II. Dysphotopsia after temporal versus superior laser peripheral iridaotomy: a prospective randomized paired eye trial. *Am J Ophthalmol*. 2014;157(5):929-935.
9. Srinivasan K, Zebardast N, Krishnamurthy P, et al. Comparison of new visual disturbances after superior versus nasal/temporal laser peripheral iridotomy: a prospective randomized trial. *Ophthalmology*. 2018;125(3):345-351.
10. Lai JSM, Tham CCY, Chua JKH, Lam DSC. Immediate diode laser peripheral iridoplasty as treatment of acute attack of primary angle closure glaucoma: a preliminary study. *J Glaucoma*. 2001;10(2):89-94.
11. Ritch R, Tham CC, Lam DS. Argon laser peripheral iridoplasty (ALPI): an update. *Surv Ophthalmol*. 2007;52(3):279-288.
12. Ritch R, Tham CC, Lam DS. Long-term success of argon laser peripheral iridoplasty in the management of plateau iris syndrome. *Ophthalmology*. 2004;111(1):104-108.
13. Peterson JR, Anderson JW, Blieden LS, et al. Long-term outcome of argon laser peripheral iridoplasty in the management of plateau iris syndrome eyes. *J Glaucoma*. 2017;26(9):780-786.
14. Narayanaswamy A, Baskaran M, Perera SA, et al. Argon laser peripheral iridoplasty for primary angle-closure glaucoma: a randomized controlled trial. *Ophthalmology*. 2016;123(3):514-521.
15. Wise JB, Witter SL. Argon laser therapy for open-angle glaucoma. A pilot study. *Arch Ophthalmol*. 1979;97(2):319-322.
16. Glaucoma Laser Trial Research Group. The Glaucoma Laser Trial (GLT) and glaucoma laser trial follow-up study: 7. Results. *Am J Ophthalmol*. 1995;120(6):718-731.
17. Latina MA, Sibayan SA, Shin DH, Noecker RJ, Marcellino G. Q-switched 532-nm Nd:YAG laser trabeculoplasty (selective laser trabeculoplasty): a multicenter, pilot, clinical study. *Ophthalmology*. 1998;105(11):2082-2088; discussion 2089-2090.
18. McAlinden C. Selective laser trabeculoplasty (SLT) vs other treatment modalities for glaucoma: systematic review. *Eye (Lond)*. 2014;28(3):249-258.
19. Juzych MS, Chopra V, Banitt MR, et al. Comparison of long-term outcomes of selective laser trabeculoplasty versus argon laser trabeculoplasty in open-angle glaucoma.

　　Ophthalmology. 2004;111(10):1853-1859.

20. Nagar M, Ogunyomade A, O'Brart DP, Howes F, Marshall J. A randomised, prospective study comparing selective laser trabeculoplasty with latanoprost for the control of intraocular pressure in ocular hypertension and open angle glaucoma. *Br J Ophthalmol.* 2005;89(11):1413-1417.

21. Gracner T, Falez M, Gracner B, Pahor D. [Long-term follow-up of selective laser trabeculoplasty in primary open-angle glaucoma]. *Klin Monbl Augenheilkd.* 2006;223(9):743-747.

22. Weinand FS, Althen F. Long-term clinical results of selective laser trabeculoplasty in the treatment of primary open angle glaucoma. *Eur J Ophthalmol.* 2006;16(1):100-104.

23. Bovell AM, Damji KF, Hodge WG, et al. Long term effects on the lowering of intraocular pressure: selective laser or argon laser trabeculoplasty? *Can J Ophthalmol.* 2011;46(5):408-413.

24. Hodge WG, Damji KF, Rock W, et al. Baseline IOP predicts selective laser trabeculoplasty success at 1 year post-treatment: results from a randomised clinical trial. *Br J Ophthalmol.* 2005;89(9):1157-1160.

25. Chun M, Gracitelli CP, Lopes FS, et al. Selective laser trabeculoplasty for early glaucoma: analysis of success predictors and adjusted laser outcomes based on the untreated fellow eye. *BMC Ophthalmol.* 2016;16(1):206.

26. Pillunat KR, Spoerl E, Elfes G, Pillunat LE. Preoperative intraocular pressure as a predictor of selective laser trabeculoplasty efficacy. *Acta Ophthalmol.* 2016;94(7):692-696.

27. Birt CM. Selective laser trabeculoplasty retreatment after prior argon laser trabeculoplasty: 1-year results. *Can J Ophthalmol.* 2007;42(5):715-719.

28. Hong BK, Winer JC, Martone JF, et al. Repeat selective laser trabeculoplasty. *J Glaucoma.* 2009;18(3):180-183.

29. Ayala M. Intraocular pressure reduction after initial failure of selective laser trabeculoplasty (SLT). *Graefes Arch Clin Exp Ophthalmol.* 2014;252(2):315-320.

30. Polat J, Grantham L, Mitchell K, Realini T. Repeatability of selective laser trabeculoplasty. *Br J Ophthalmol.* 2016;100(10):1437-1441.

31. Francis BA, Loewen N, Hong B, et al. Repeatability of selective laser trabeculoplasty for open-angle glaucoma. *BMC Ophthalmol.* 2016;16:128.

32. Ingvoldstad D, Krishna R, Willoughby L. Micropulse diode laser trabeculoplasty versus argon laser trabeculoplasty in the treatment of open angle glaucoma. *Invest Ophthalmol Vis Sci.* 2005;46(123).

33. De Keyser M, De Belder M, De Groot V. Randomized prospective study of the use of anti-inflammatory drops after selective laser trabeculoplasty. *J Glaucoma.* 2017;26(2):e22-e29.

34. Liu ET, Seery LS, Arosemena A, Lamba T, Chaya CJ. Corneal edema and keratitis following selective laser trabeculoplasty. *Am J Ophthalmol Case Rep.* 2017;6:48-51.

35. Beckman H, Kinoshita A, Rota AN, Sugar HS. Transscleral ruby laser irradiation of the ciliary body in the treatment of intractable glaucoma. *Trans Am Acad Ophthalmol Otolaryngol.* 1972;76(2):423-436.

36. Gaasterland DE, Pollack IP. Initial experience with a new method of laser transscleral cyclophotocoagulation for ciliary ablation in severe glaucoma. *Trans Am Ophthalmol Soc.* 1992;90:225-246.

37. Tan AM, Chockalingam M, Aquino MC, et al. Micropulse transscleral diode laser cyclophotocoagulation in the treatment of refractory glaucoma. *Clin Exp Ophthalmol.* 2010;38(3):266-272.

38. Kuchar S, Moster MR, Reamer CB, Waisbourd M. Treatment outcomes of micropulse transscleral cyclophotocoagulation in advanced glaucoma. *Lasers Med Sci.* 2016;31(2):393-396.

39. Emanuel ME, Grover DS, Fellman RL, et al. Micropulse cyclophotocoagulation: initial results in refractory glaucoma. *J Glaucoma.* 2017;26(8):726-729.

40. Williams AL, Moster MR, Rahmatnejad K, et al. Clinical efficacy and safety profile of micropulse transscleral cyclophotocoagulation in refractory glaucoma. *J Glaucoma.*

41. Aquino MC, Barton K, Tan AM, et al. Micropulse versus continuous wave transscleral diode cyclophotocoagulation in refractory glaucoma: a randomized exploratory study. *Clin Exp Ophthalmol.* 2015;43(1):40-46.

42. Uram M. Ophthalmic laser microendoscope endophotocoagulation. *Ophthalmology.* 1992;99(12):1829-1832.

43. Tan JC, Francis BA, Noecker R, et al. Endoscopic cyclophotocoagulation and pars plana ablation (ecp-plus) to treat refractory glaucoma. *J Glaucoma.* 2016;25(3):e117-e122.

44. Pantcheva MB, Kahook MY, Schuman JS, Noecker RJ. Comparison of acute structural and histopathological changes in human autopsy eyes after endoscopic cyclophotocoagulation and trans-scleral cyclophotocoagulation. *Br J Ophthalmol.* 2007;91(2):248-252.

45. Chen J, Cohn RA, Lin SC, Cortes AE, Alvarado JA. Endoscopic photocoagulation of the ciliary body for treatment of refractory glaucomas. *Am J Ophthalmol.* 1997;124(6):787-796.

46. Murthy GJ, Murthy PR, Murthy KR, Kulkarni VV, Murthy KR. A study of the efficacy of endoscopic cyclophotocoagulation for the treatment of refractory glaucomas. *Indian J Ophthalmol.* 2009;57(2):127-132.

47. Lima FE, Carvalho DM, Avila MP. [Phacoemulsification and endoscopic cyclophotocoagulation as primary surgical procedure in coexisting cataract and glaucoma]. *Arq Bras Oftalmol.* 2010;73(5):419-422.

48. Lindfield D, Ritchie RW, Griffiths MF. "Phaco-ECP": combined endoscopic cyclophotocoagulation and cataract surgery to augment medical control of glaucoma. *BMJ Open.* 2012;2(3):e000578.

49. Francis BA, Berke SJ, Dustin L, Noecker R. Endoscopic cyclophotocoagulation combined with phacoemulsification versus phacoemulsification alone in medically controlled glaucoma. *J Cataract Refract Surg.* 2014;40(8):1313-1321.

50. Siegel MJ, Boling WS, Faridi OS, et al. Combined endoscopic cyclophotocoagulation and phacoemulsification versus phacoemulsification alone in the treatment of mild to moderate glaucoma. *Clin Exp Ophthalmol.* 2015;43(6):531-539.

51. Francis BA, Pouw A, Jenkins D, et al. Endoscopic cycloplasty (ECPL) and lens extraction in the treatment of severe plateau iris syndrome. *J Glaucoma.* 2016;25(3):e128-e133.

52. Hollander DA, Pennesi ME, Alvarado JA. Management of plateau iris syndrome with cataract extraction and endoscopic cyclophotocoagulation. *Exp Eye Res.* 2017;158:190-194.

53. Pastor SA, Singh K, Lee DA, et al. Cyclophotocoagulation: a report by the American Academy of Ophthalmology. *Ophthalmology.* 2001;108(11):2130-2138.

54. Michelessi M, Bicket AK, Lindsley K. Cyclodestructive procedures for non-refractory glaucoma. *Cochrane Database Syst Rev.* 2018;4:Cd009313.

55. Grueb M, Rohrbach JM, Bartz-Schmidt KU, Schlote T. Transscleral diode laser cyclophotocoagulation as primary and secondary surgical treatment in primary open-angle and pseudoexfoliatve glaucoma. Long-term clinical outcomes. *Graefes Arch Clin Exp Ophthalmol.* 2006;244(10):1293-1299.

56. Gorsler I, Thieme H, Meltendorf C. Cyclophotocoagulation and cyclocryocoagulation as primary surgical procedures for open-angle glaucoma. *Graefes Arch Clin Exp Ophthalmol.* 2015;253(12):2273-2277.

57. Toth M, Shah A, Hu K, Bunce C, Gazzard G. Endoscopic cyclophotocoagulation (ECP) for open angle glaucoma and primary angle closure. *Cochrane Database Syst Rev.* 2019;2:Cd012741.

58. Savage JA, Condon GP, Lytle RA, Simmons RJ. Laser suture lysis after trabeculectomy. *Ophthalmology.* 1988;95(12):1631-1638.

59. Morinelli EN, Sidoti PA, Heuer DK, et al. Laser suture lysis after mitomycin C trabeculectomy. *Ophthalmology.* 1996;103(2):306-314.

第8章

青光眼的药物治疗

引　言

　　目前,可行的青光眼治疗目标是把 IOP 降低到防止进一步视神经损伤的范围内。这一目标是个体化的,且需要在整个治疗过程中进行调整,调整通常基于以下因素:最高 IOP、疾病阶段、观察到的进展速度、患者的预期寿命和其他已知风险(如视盘出血史、角膜厚度偏薄、青光眼家族史)。临床医生必须决定如何实现这一目标,药物、激光,还是手术,同时要考虑治疗与疾病进展对患者生活质量的影响。

　　大多数青光眼初始治疗是局部点药。其他治疗选择包括选择性激光小梁成形术,白内障手术联合或不联合青光眼微创手术,对于进展期青光眼,还可以选择传统的青光眼滤过手术。大约 50% 的青光眼患者一生需要一种以上药物或治疗方式。本章将集中讨论药物治疗在降低 IOP 以防止视力下降方面的作用。

药物分类

降 IOP 药物根据作用机制分为前列腺素类(PGA)、肾上腺素类(β 肾上腺素拮抗剂、肾上腺素受体激动剂)、碳酸酐酶抑制剂(CAI)、拟副交感神经药物(直接或间接作用)、RHO-激酶制剂和复方制剂。表 8-1 提供了每类药物被发现的时间表。表 8-2 列出了每类药物的推荐剂量、作用机制和副作用。

表 8-1 发现时间				
种类	批准时间	代表药物	用量	注释
缩瞳剂	1875	毛果芸香碱	QID	几乎不使用
β 受体阻滞剂	1978	噻吗洛尔	BID	通常仅在早上使用
局部碳酸酐酶抑制剂	1994	多佐胺	TID	和其他药物联合使用时通常使用 2 次
前列腺素类	1996	拉坦前列腺素	QHS	
α₂ 受体激动剂	1996	溴莫尼定	TID	和其他药物联合使用时通常使用 2 次
联合制剂	1998	噻吗洛尔和多佐胺联合制剂	BID	
Rho 激酶抑制剂	2017	奈他地尔	QD	

BID:2 次/天;QD:1 次/天;QHS:每日睡前;QID:4 次/天;TID:3 次/天。

表 8-2 局部青光眼滴眼液的作用机制和副作用

名称	用法	作用机制	眼部副作用	全身副作用
前列腺素类				
拉坦前列腺素 曲伏前列腺素 贝美前列腺素 他氟前列腺素	每日 1 次	增加房水从葡萄膜巩膜流出	虹膜色素沉着 多毛症 角膜炎 前葡萄膜炎 结膜充血 黄斑水肿	流感样症状 头痛 关节/肌肉疼痛
β 受体阻滞剂				
马来酸噻吗洛尔 半水噻吗洛尔 左布诺洛尔 美替洛尔 卡替洛	每日 1~2 次 凝胶:每日 1 次	减少房水生成	视物模糊 刺激症状 角膜知觉减退 点状角膜炎 重症肌无力加重	心动过缓 支气管痉挛 低血压 中枢神经抑制 掩盖低血糖症状
贝他洛尔(选择性 $β_1$)	每日 2 次	减少房水生成	同上	降低肺部并发症风险
$α_2$ 受体激动剂				
阿普雷定	每日 2~3 次	减少房水生成	刺激症状 眼部过敏 结膜充血 滤泡性结膜炎 眼部疼痛 瞳孔缩小	低血压 乏力 迷走神经兴奋
0.2% 的酒石酸溴莫尼定	每日 2~3 次	减少房水生成	视物模糊 异物感 干眼 眼部过敏反应	头痛 乏力 抑郁症 晕厥 焦虑

(待续)

表 8-2(续)

名称	用法	作用机制	眼部副作用	全身副作用
0.1%的酒石酸溴莫尼定	每日 2~3 次	减少房水生成	极少的过敏反应	极少出现乏力
碳酸酐酶抑制剂				
口服乙酰唑胺	250mg 每日 2~4 次，500mg 每日 2 次	减少房水生成	无	酸中毒 抑郁症 心神不安 感觉异常 嗜睡 腹泻 肾结石 性欲减退 味觉改变 低血钾
口服醋甲唑胺	25mg 每日 2~3 次 50mg 每日 2~3 次	减少房水生成	没有	肾脏并发症较少
多佐胺滴眼液	每日 2~3 次	减少房水生成	刺激症状 视物模糊 角膜炎 结膜炎	味觉减退 极少引起全身系统性疾病
布林佐胺滴眼液	每日 2~3 次	减少房水生成	刺激症状少，其他同上	同上
拟副交感神经药物				
毛果芸香碱（直接兴奋）	每日 2~4 次	增加房水从小梁网流出	角膜炎 瞳孔缩小 眉弓疼痛 潜在房角关闭 近视 视网膜脱离	增加唾液分泌 腹部疼痛

(待续)

表 8-2(续)

名称	用法	作用机制	眼部副作用	全身副作用
二乙氧磷酰硫胆碱（非直接作用）	每日 1~2 次	增加房水从小梁网流出	剧烈缩瞳 虹膜色素囊肿 近视 视网膜脱离 假性类天疱疮	同上 麻醉风险需要长时间恢复

Adapted from Girkin GA, Bhorade AM, Crowston JG, et al. Medical management of glaucoma. In: Girkin GA, Bhorade AM, Crowston JG, et al. *2019–2020 BCSC*（*Basic and Clinical Science Course*）, Section 10: Glaucoma. American Academy of Ophthalmology; 2019:169–186

表 8-3 列出了每个药品的品牌名称和可获得的不同浓度含量的药物。

前列腺素类药物

前列腺素类(PGA)是目前的一线用药。这个药物是通过促进房水从葡萄膜巩膜途径流出来降低 IOP。临床上有 4 种类似物正在被使用：拉坦前列素(1996 年首次引入的前列腺素类药物)、贝美前列素、曲伏前列素和他氟前列素(不含防腐剂的)，这些药物都是每晚使用 1 次，如果每天使用 2 次，药效就会降低。他们的降压幅度为 30%~35%，几乎没有全身或眼部副作用 [1,2]。不良反应有虹膜色素加深（不可逆)、结膜充血、睫毛生长、倒睫、双行睫、眼周皮肤刺激症状（可逆的)、眶周脂肪萎缩、进行性眼球内陷(不清楚是否可逆)[3]、囊状黄斑水肿、单疱疹性角膜炎复发，以及非肉芽肿性前葡萄膜炎进展[2]。值得注意的是，有些患者可能对这类药物中的某一种有更好的反应,但临床医生应在转换前对每种药物进行 4~6 周的试验。

表 8-3　品牌名称及浓度范围		
商品名/厂家	**通用名**	**浓度含量/瓶子容量**
β 受体阻滞剂(多家制造商)		
Betimol/Vistakon	噻吗洛尔半水化合物	0.25%/5mL 0.5%/5mL, 10mL, 15mL
贝特舒/Alcon	盐酸贝他洛尔	0.25%/2.5mL, 5mL, 10mL, 15mL
Istalol/Ista 公司	马来酸噻吗洛尔	0.5%/5mL
贝他根/艾尔建	左布诺洛尔	0.25%/5mL, 10mL, 15mL 0.5%/5mL, 10mL, 15mL
Timoptic(PF)/Aton 制药	马来酸噻吗洛尔	0.25%/单位剂量 0.5%/单位剂量
Timoptic–XE/Aton 制药	马来酸噻吗洛尔	0.25%/2.5mL, 5mL 0.5%/2.5mL, 5mL
前列腺素类药物		
卢美根/Allergan	贝美前列腺素	0.01%/2.5mL, 5mL, 7.5mL
Rescula	乌诺前列酮	0.15%/2.5mL, 5mL
苏为坦/爱尔康	曲伏前列腺素	0.004%/2.5mL, 5mL
Generic	拉坦前列腺素	0.005%/2.5mL, 5mL
Zioptan/美国默克制药	他氟前列腺素	2.5mL
前列腺素联合一氧化氮		
Vyzulta/博士伦公司	拉坦前列腺素酸丁二醇单硝酸酯	0.024%/5mL

(待续)

表 8-3(续)

商品名/厂家	通用名	浓度含量/瓶子容量
α 受体激动剂		
非专利药物	溴莫尼定	0.1%,0.15%/5ML, 10mL, 15mL
阿法根 P/艾尔建	溴莫尼定	0.1%,0.15%/5mL,10mL, 15mL
噻氯匹定/爱尔康	阿拉可乐定	0.5%/5mL,10mL 1%/单位剂量
碳酸酐酶抑制剂		
派立明/爱尔康	布林佐胺	1%/5mL,10mL,15mL
非专利药/多个生产厂家	多佐胺	2%/5mL,10mL
Rho 激酶类		
Rhopressa/Aerie 制药	奈舒地尔	0.02%/2.5mL
青光眼联合制剂		
派立噻/艾尔建	布林佐胺噻吗洛尔	0.2%,0.5%/5mL,10mL
派立定/爱尔康	布林佐胺溴莫尼定	1%,0.2%/8mL
盐酸多佐胺/默克公司	多佐胺噻吗洛尔	2%,0.5%/5mL,10mL
噻吗洛尔多佐胺/非专利药物,多家药厂生产	多佐胺噻吗洛尔	2%,0.5%/5mL,10mL

PF:不含防腐剂。

拉坦前列腺素 B 是 2017 年 11 月被批准的最新前列腺素类药物,它具有双重作用机制。它的代谢产物为拉坦前列素酸和单硝酸丁二醇(一种一氧化氮供体),分别通过提高葡萄膜外途径和小梁网(TM)改善水流出。它的作用原理是促使房水分别从葡萄膜巩膜途径和小梁网途径流出。它也是每日

1 次并且有着与拉坦前列腺素相似的副作用。与拉坦前列腺素相比,其 IOP 降低幅度约增加 1.23mmHg[4-6]。

肾上腺素能药物

β 肾上腺素能拮抗剂

局部使用 β 受体阻滞剂有很长的历史,可以追溯到 1976 年[7]。这些药物通过抑制睫状上皮内环磷酸腺苷的产生来减少房水分泌,从而降低 IOP。目前,临床上有 6 种药物供使用:贝他洛尔(选择性活化目标 β_1 受体)、卡替洛尔、左旋布洛尔、美帝普兰洛尔、马来酸噻吗洛尔和半水合噻吗洛尔(非选择性的活化 β_1 和 β_2 受体)。他们的降压幅度为 20%~30%[7]。剂量是每日 2 次,但 β 受体阻滞剂已被证明对夜间房水分泌的影响较小,因为在睡眠时房水分泌已经减少[8];因此,许多临床医生的处方是,每日 1 次早上使用。贝他洛尔是上述唯一的选择性活化药物,被认为在降低 IOP 方面不如其他非选择性药物有效,但可在肺部疾病患者中发挥作用。

所有 β 受体阻滞剂的系统不良反应包括支气管痉挛、心动过缓、嗜睡、抑郁、掩盖低血糖症状、性欲降低和血脂改变;眼部副作用包括角膜知觉减退和点状角膜炎。这些药物一般不用于哮喘、慢性阻塞性肺病或心脏病患者。此外,有趣的是,局部使用 β 受体阻滞剂有时会出现快速耐受性和(或)短期逃避,因此药物的疗效会随着时间的推移而降低[9]。

α_2 受体激动剂

α_2 选择性激动剂通过激活 α_2 肾上腺素受体与抑制性 G 蛋白耦联来减少房水生成,从而降低 IOP。目前有两种药物应用于临床。酒石酸溴莫尼定是最常用的一种药物,而盐酸阿普氯尼定由于快速过敏性和眼睑结膜炎的高风险而很少长期使用。α 受体激动剂可降低 IOP 约 20%,并可与其他药物混合使用[10]。与 β 受体阻滞剂类似,它们不会在夜间降低 IOP[11]。全身副作用包括口干和嗜睡。值得注意的是,这些药物不应用于于婴幼儿和儿童中,因为有中枢神经系统抑制的风险[10]。眼部副作用包括滤泡性结膜炎、接触性眼睑皮炎、结膜血管收缩,以及罕见的肉芽肿性前葡萄膜炎。

虽然不常用于长期青光眼治疗,但在激光虹膜切开术、激光小梁成形术和 Nd:YAG 激光囊膜切开术前,经常使用阿拉可乐定来减轻这些手术后的急性 IOP 升高。

碳酸酐酶抑制剂

CAI 通过抑制睫状体上皮碳酸酐酶来减少房水生成,从而降低眼压。最初,只有全身用 CAI(乙酰唑胺、醋甲唑胺)可选;它们能很好地降低 IOP,但也有一些潜在的副作用,包括代谢性酸中毒、低钾血症、味觉失常、能量损失、厌食症、体重减轻、肾结石、感觉异常、再生障碍性贫血和镰状细胞危象的风险[12]。醋甲唑胺由肝脏代谢,因此被认为对肾功能不全患者使用更安全。局部碳酸酐酶制剂在 1994 年被应用,其基本原则是获得降低 IOP 的效果,而又不会发生与这类药物相关的全身性问题[13]。目前临床上局部使用的碳酸酐酶抑制剂有两种:多佐胺和布林佐胺。局部 CAI 可降低 18%~20%IOP[13],伴有常见的副作用包括苦味、短暂视觉模糊和由于低 pH 值引起的滴注灼伤[14]。对于角膜内皮细胞功能受损的眼睛,使用局部 CAI 有较小的角膜失代偿风险。局部 CAI 无论是单独使用还是作为其他药物的补充,都显示出相似的疗效[14,15]。单独使用时,外用剂量为每日 3 次,与其他药物联合使用时,剂量为每日 2 次。

拟副交感神经类制剂

胆碱能药物用于降低 IOP 已有百余年的历史。这类药物分为直接作用的胆碱能药物和间接作用的胆碱酯酶抑制剂,代表药物分别是毛果芸香碱和碘依可酯。两种药物都是通过引起插入巩膜突和小梁网的睫状肌纵行肌纤维收缩,来促进房水流出。可获得的毛果芸香碱的使用浓度是 1%~8%,最常用的浓度是 1%、2% 和 4%[16]。毛果芸香碱的降压幅度是 15%~25%,每天使用 2~4 次。很少使用碘依可酯;它会导致琥珀酰胆碱(一种用于全身麻醉的肌肉松弛剂)代谢减少,造成呼吸麻痹时间延长。缩瞳剂有显著的眼部副作用,如视力模糊、眉弓疼痛、头痛、诱发近视和视物发暗,许多患者无法耐受。也有报道,使用缩瞳剂后诱发葡萄膜炎复发和视网膜脱离[17]。毛果芸香碱全身安全性优于碘依可酯,因此,虽然很少使用,但目前已被接受的适应证包括高褶虹膜综合征患者和色素播散性青光眼患者因剧烈活动引起的高 IOP。

Rho 激酶类

Rho 激酶抑制剂(奈妥舒迪)是 2017 年被应用的最新一类药物。这类药物是通过直接作用在小梁网降低其硬化来降低 IOP[18]。它的机制是在细胞水平上靶向 TM,抑制应激纤维的产生,以增强 TM 的流出。这种药物每天使用 1 次,可降低 20%~22% 的 IOP。副作用包括充血、发生角膜缘小血管出血和轮状角膜炎[19]。当 IOP 在 25mmHg 或更低的时候,它的疗效更强,这一点与其他药物不同,因为大多数药物在 IOP 较高的时候效果更好[20]。它对全身的作用似乎是安全的,目前正在研究它是否可以与其他制剂叠加使用。

联合制剂类

固定组合制剂在青光眼的药物管理中是非常有价值的,因为它们可以提高患者的依从性并降低成本。目前可用的联合药物包括噻吗洛尔–多佐胺、噻吗洛尔–溴莫尼定、溴莫尼定–布林佐胺(每日 2 次);奈妥舒迪拉坦前列素(每日 1 次)。这些药物的副作用和疗效与联合用药中发现的个别药物相匹配。一些临床医生给青光眼患者使用前列腺素类药物后,把联合制剂作为二线用药。

新型药物输送系统

可以理解,坚持使用多种外用药物是很困难的。目前正在研究新的药物传递系统,如结膜下药物植入、玻璃体腔植入、泪点栓子和角膜接触镜,可以为青光眼治疗提供更方便的医疗选择。

早期治疗

上述所有药物均为一线治疗的合理选择。由于 PGA 具有极好的降低 IOP 的能力、良好的安全性、每日 1 次的给药方案和可负担的价格,因此通常被用于首选治疗。然而,有时其他药物可能更合适,这是基于个别患者的需要。

根据药物类别的不同,10%~20%的个体将无反应(IOP降低<15%)[21]。这种情况下,临床医生必须考虑改变和(或)增加药物类别,以及激光和(或)外科手术。在此之前,重要的

是,要询问患者如何使用滴眼液,滴眼液的问题,副作用和成本困难问题以便更好地解释因依从性差而导致的真正治疗失败。

单眼试验:它去哪儿了

单眼试验具有历史意义,直到最近,它还经常被用于开始治疗时。在单眼试验中,1 只眼开始局部治疗,而未治疗的眼作为对照。药物使用几周后,评估两只眼睛的 IOP,检查降压幅度和副作用。如果被治疗眼睛的 IOP 大幅下降,则表明治疗成功,然后将药物用于两只眼睛。文献中有报道表明,单眼试验不是预测药物是否有效的有用工具,因为两只眼睛不能同步工作(一只眼睛可能与另一只眼睛的上升或下降不同),一只眼睛的治疗反应不能预测另一只眼睛的治疗反应[22-27]。

许多临床医生建议,在初始治疗前(最好在一天的不同时间)至少检查一次未经治疗的 IOP 读数,然后两只眼睛开始用药。如果没有观察到治疗反应,建议在几周后再次检查 IOP,然后更换为另一种药物。

随　访

治疗的目标是将 IOP 降低至可以防止进一步的结构和(或)功能恶化的范围内。目标 IOP 是基于个人病史、损伤程度[视神经/视网膜神经纤维层(RNFL)和视野状态]及 IOP 水平的一个压力范围(图 8-1)。其他因素包括患者的年龄,以及眼部和家族史。损伤越大,IOP 越高,目标 IOP 就应越低,以稳定病情。当 IOP 开始较高时,较容易获得显著的 IOP 降低。青少年的IOP 通常只允许 2~4mmHg 的降低。随时间推移,通过评估结构和功能检查的变化 (图 8-2),医生可以知道患者IOP 是否得到控制(以及是否处于目标 IOP)。需要注意的是,在大多数设备提供的统计软件足以确定 IOP 是否稳定之前,需要大约 5 次测试[光学相干层析成像(OCT)和视野]结果。

OCT 和视野的分析及作用将在后面的章节中更详细地讨论,但需要考虑的一个重要问题是何时进行这些测试。传统上,诊断检测每年进行 1 次,这意味着可能需要几年的时间才能确认病情进展。Chauhan 等和 Crabb 等的工作表明,前负荷测试有助于检测变化,从而允许早期干预[28,29]。大约 10% 的新诊断患者进展迅速,只有在确诊后增加检测次数才能发现[21]。作者建议在诊断时,以及在 6、12、18 和 24 个月时进行 OCT 和视野检查,这与欧洲青光眼协会的建议类似(该协会建议在确诊后,前 2 年进行 3 次检查)[30]。2 年内,5 次测试能够更好地提供稳定情况。如果考虑有进展,必须考虑调整目标 IOP 和修改治疗方案。医生可以考虑在同一类药物中更换

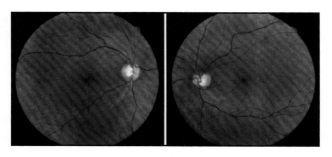

图 8-1A 患者 70 岁,新诊断为原发性开角型青光眼,左眼的损伤更严重。右眼可见下方楔形 RNFL 缺损并且是大视盘,平均 RNFL 为 70μm（2.78mm^2）。

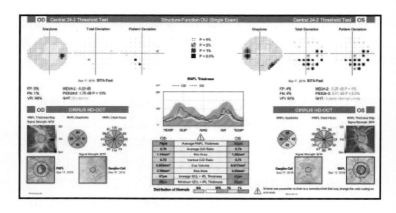

图 8-1B　视野[Humphery 视野分析仪 SITA 快速(蔡司)]显示了下方几个较差标记点。左眼视盘较大(2.83mm²),平均 RNFL 为 60µm。上方盘沿变薄,从颞上、鼻下、颞侧曲线可见,并有相应的下方视野缺损。考虑到损伤的程度,特别是在左眼中,这需要降低 40% 的 IOP 目标,可能需要至少两种药物才能使其达到这一水平。

药物,添加不同种类的药物,或进行激光/手术(取决于目前的损伤程度)。如果检查结果稳定, 则患者继续接受目前的治疗,并修改检查频率。然而,个体可能在任何时候进展;如果发现了变化,必须修改复查间隔并通过后续测试确认进展。

推进治疗的时机

　　与开始治疗时一样,在所有的随访中,患者都会询问如何使用眼药水、眼药水滴注的问题、副作用和费用问题。医生必须帮助患者排除与使用长期药物治疗有关的问题。

　　最令人满意的 IOP 降低幅度是 15%。然而, 当基线 IOP 处于较低范围时,可能很难达到这一目标,哪怕是很小的降

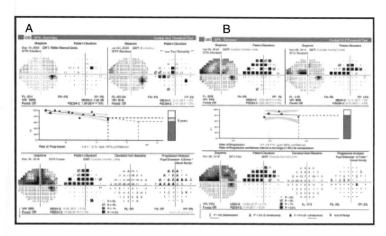

图 8-2 (A)这是一例原发性闭角型青光眼的视野进展分析,病情进展被证实在 2014 年,治疗方案(latanoprost)中加入了一种药[辛布林扎(溴莫尼定/布林佐胺眼用)],IOP 达到更低青光眼水平, 指导进展分析需要修改(B)。可见在 2014—2018 年间,IOP 稳定,视野稳定,仅有很小的变化。

低。当IOP 降低但未达到目标值时,临床医生必须决定是否需要进一步治疗。如果需要进一步治疗,可以将最初的 PGA 切换到同一类的不同 PGA,或者添加不同类的药物。如果添加了药物,最好选择具有补充作用机制的药物,同时应考虑患者的需要。一些临床医生会在 PGA 中加入固定组合药物来降低 IOP。虽然固定组合药物通常具有显著降低 IOP 的优势,但有人担心,如果有副作用或缺乏疗效,可能不清楚是哪一种药物出现问题。由于这个原因,许多临床医生在开始时仍然分开用药。

结 论

青光眼是一种严重威胁视力的疾病,需要终身监测和治疗。教育患者了解这种疾病的性质,以及治疗的风险和好处是很重要的。尽管控制 IOP 的手术治疗方式取得了进展,但药物治疗仍然是大多数患者的一线治疗方法。尽管有时会受到费用和依从性问题的影响,但青光眼的药物治疗仍是一种成功但保守的控制疾病的方法。

参考文献

1. Alm A, Stjernschantz J, Scandinavian Latanoprost Study Group. Effects on intraocular pressure and side effects of 0.005% latanoprost applied once daily, evening and morning. A comparison with timolol. *Ophthalmology*. 1995;102(12):1743-1752.
2. Camras CB, Alm A, Watson P, Stjernschantz J, Latanoprost Study Group. Latanoprost, a prostaglandin analog for glaucoma therapy. Efficacy and safety after 1 year of treatment in 198 patients. *Ophthalmology*. 1996;103(11):1916-1924.
3. Kraushar MF. Miotics and retinal detachment. *Arch Ophthalmol*. 1991;109(12):1659.
4. Medeiros FA, Martin KR, Peace J, et al. Comparison of latanoprostene bunod 0.024% and timolol maleate 0.5% in open-angle glaucoma or ocular hypertension. The Lunar study. *Am J Ophthalmol*. 2016;168:250-259.
5. Weinreb RN, Liebmann JM, Martin KR, Kaufman PL, Vittitow JL. Latanoprostene bunod 0.024% in subjects with open-angle glaucoma or ocular hypertension: pooled phase-3 study findings. *J Glaucoma*. 2018;27(1):7-15.
6. Weinreb RN, Ong T, Scassellati Sforzolini B, et al. A randomized controlled comparison of latanoprostene bunod and latanoprost 0.005% in the treatment of ocular hypertensive and open angle glaucoma: the Voyager Study. *Br J Ophthalmol*. 2015;99(6):738-745.
7. Zimmerman TJ, Kaufman HE. Timolol. A beta-adrenergic blocking agent for the treatment of glaucoma. *Arch Ophthalmol*. 1977;95(4):601-604.
8. Liu JH, Kripke DF, Weinreb RN. Comparison of the nocturnal effects of once daily timolol and latanoprost on intraocular pressure. *Am J Ophthalmol*. 2004;138(3):389-395.
9. Boger WP 3rd. Short-term escape and long-term drift. The dissipation effects of beta adrenergic blocking agents. *Surv Ophthalmol*. 1983;28(Suppl):235-242. Review.
10. Wilensky JT. The role of brimonidine in the treatment of open-angle glaucoma. *Surv Ophthalmol*. 1996;41(Suppl 1):S3-S7. Review.
11. Liu JH, Medeiros FA, Slight JR, Weinreb RN. Diurnal and nocturnal effects of brimonidine monotherapy on intraocular pressure. *Ophthalmology*. 2010;117(11):2075-2079.
12. Bietti G, Virno M, Pecori-Giraldi J. Acetazolamide, metabolic acidosis and intraocular pressure. *Am J Ophthalmol*. 1975;80(3 Pt 1):360-369.

13. MK-507 Clinical Study Group. Long-term glaucoma treatment with MK-507, Dorzolamide. a topical carbonic anhydrase inhibitor. *J Glaucoma*. 1995;4(1):6-10.
14. Podos SM, Serle JB. Topically active carbonic-anhydrase inhibitors for glaucoma. *Arch Ophthalmol*. 1991;109(1):38-40.
15. Liu JH, Medeiros FA, Slight JR, Weinreb RN. Comparing diurnal and nocturnal effects of brinzolamide and timolol on intraocular pressure in patients receiving latanoprost monotherapy. *Ophthalmology*. 2009;116(3):449-454.
16. Kanski JJ. Miotics. *Br J Ophthalmol*. 1968;52(12):936-937.
17. Ren R, Li G, Le TD, et al. Netarsudil increases outflow facility in human eyes through muliptle mechanisms. *Invest Ophthalmol Vis Sci*. 2016;57(14):6197-6209.
18. Serle JB, Katz LJ, McLaurin E, et al. Two phase 3 clinical trials comparing the safety and efficacy of netarsudil to timolol in patients with elevated intracoula presure. Rho kinase elevated IOP treatment trial 1 and 2 (Rocket-1 and Rocket-2) study groups. *Am J Ophthalmol*. 2018;186:116-127.
19. Tanna AP, Johnson M. Rho kinase inhibitors as a novel treatment for open angle glaucoma and ocular hypertension. *Ophthalmology*. 2018;125(11):1741-1756.
20. European Glaucoma Society. Terminology and guidelines for glaucoma. Chapter 3: treatment principles and options. *Br J Ophthalmol*. 2017;101(6):130-195.
21. Realini T. Frequency of asymmetric intraocular pressure fluctuations among patients with and without glaucoma. *Ophthalmology*. 2002;109(7):1367-1371.
22. Realini T, Fechtner RD, Atreides SP, Gollance S. The uniocular drug trial and second-eye response to glaucoma medications. *Ophthalmology*. 2004;111(3):421-426.
23. Realini T, Vickers WR. Symmetry of fellow-eye intraocular pressure responses to topical glaucoma medications. *Ophthalmology*. 2005;112(4):599-602.
24. Realini T, Weinreb RN, Wisniewski SR. Diurnal intraocular-pressure patterns are not repeatable in the short-term in healthy individuals. *Ophthalmology*. 2010;117(4):1700-1704.
25. Realini TD. A prospective, randomized, investigator-masked evaluation of the monocular trial in ocular hypertension or open-angle glaucoma. *Ophthalmology*. 2009;116(7):1237-1242.
26. Realini T. Assessing the effectiveness of intraocular pressure lowering therapy. *Ophthalmology*. 2010;117(11):2045-2046.
27. Crabb DP, Garway-Heath DF. Intervals between visual fields when monitoring the glaucomatous patient. Wait-and see-approach. *Invest Ophthalmol Vis Sci*. 2012;53(6):2770-2776.
28. Chauhan BC, Garway-Heath DF, Goni FJ, et al. Practical recommendations for measuring rates of visual field change in glaucoma. *Br J Ophthalmol*. 2008;92(4):569-573.
29. Crabb DP, Russell RA, Malik R, et al. Frequency of visual field testing when monitoring patients newly diagnosed with glaucoma: mixed methods and modelling. *Health Serv Deliv Res*. 2014;2(27):1-102.
30. Filippopoulos T, Paula JS, Torun N, et al. Periorbital changes associated with bimatoprost. *Ophthalmic Plast Reconstr Surg*. 2008;24(4):302-307.

第 9 章

青光眼微创手术：
小梁旁路／消融手术

引 言

　　掌握使用直接前房角镜的技术是成功完成大多数青光眼微创手术的关键。直接前房角镜检查是在患者仰卧位，头部远离外科医生成 30°角的情况下进行的。同时调整显微镜倾斜 30°~45°远离手术医生，目镜向上抬起至医生舒适的角度。当显微镜倾斜的程度与患者头部转动的程度相匹配时，就会出现最佳的观察角度。目标是观察房角结构，就好比医生面对一堵笔直的墙，而虹膜和所植入的设备／利用的注射器成平行关系。常见的错误是患者的头部或显微镜旋转的角度不充分。借助直接前房角镜(Koeppe, Hoskins-Barkan, Swan-Jacob 或 Richardson 镜子)和偶合剂(最常见的是黏弹剂)，医生将镜子轻轻垂直放置在眼表，以观察垂直直接房角图像。

最常用的是改良的 Swan-Jacob 镜子,因为它易于操作,并可提供最佳的视角。

基于 Schlemm 管的微创植入手术

有 3 个 FDA 批准的微型支架可以内入路插入 Schlemm 管(SC)中:iStent(Glaukos Corp)、iStent inject(Glaukos Corp)和 Hydrus 微支架(Ivantis Inc)。每个微型支架都装在一个预加载的植入器中,设计通过内入路方式注入 SC,以促进房水从前房排出到远端集液系统。

微管支架(iStent)

第一代支架由具有肝素涂层的非铁磁性钛组成,长度为 1.0mm, 通气管为 120μm。FDA 批准将其用在轻中度开角型青光眼(OAG)联合白内障手术植入患者。Samuelson 等将 240 只眼随机分配到白内障手术联合支架或单纯白内障手术组中,观察 12 个月,与对照组相比,支架组中未经药物治疗的 IOP ≤21mmHg 的患者比例相差 22%(72% 对 50%, $P <$ 0.001)[1]。此外, 在不使用降压药物的情况下,IOP 至少降低 20% 的患者比例也有显著差异 (66% 的白内障联合微管植入和 48% 的单纯白内障手术)。在研究期间没有观察到危及视力的并发症。报道支架相关并发症包括前房积血(0~70%)、支架错位(2.6%~3%)和支架阻塞(4%~30%)。

支架的植入从穿透小梁网(TM)开始,然后手放松(想象一下轻微地将小梁网拉向你),在颞侧切口内旋转,以便轻轻地将设备滑进管中。如果眼球移动,则提示支架碰触SC 的后壁。最常见的错误是将器械推入房角,而不是滑入 TM 后面,即刚好在 SC 外壁的前面。任何由于出血造成的术野不可视都应立即处理。记住：通过注射黏弹剂将回流的血液从术区推远，类似于鼓风机将碎片推到一边。手术医生应该知道他们进行下一次尝试的位置，避免将血液回流转移到那个区域。

iStent Inject

2018 年，FDA 批准第二代 iStent 植入器用于白内障手术联合植入。iStent Inject 是一种涂有肝素包覆的钛制装置，长度为 360μm，最大宽度为 230μm。它被直接植入 SC，而不是像第一代支架一样需要插管。手持预装器装有 2 个微型支架。植入头位于 SC 内，包含 4 个侧流孔，管口突出于前房内，带有 1 个入口孔[2]。美国研究器械豁免关键试验将轻中度青光眼患者随机分为 387 例（iStent +白内障手术）和 118 例（单纯白内障手术）。研究人员历时 24 个月发现，iStent Inject 组获得了显著的未用眼药的 IOP 下降，与单纯白内障组的 61.9%相比，75.3%的 iStent Inject 联合白内障手术组获得了 IOP 降低了 20%。iStent Inject 植入后最常见的问题有 2 个微支架均看不到（13%）[3]，微管阻塞（1%~3%）[3]，IOP 升高（1%）。

该设备的放置方式与第一代支架不同。使用套管针垂直刺穿 TM，使 TM 轻微凹陷，然后按下手持预装注射器按钮注入支架（图 9-1）。力量过大将导致迷路和支架可能无法植入。没有足够的力量来创造一个凹陷的切口可能会导致表浅植入。一旦套管针刺穿 TM，手术医生必须确保套管针位于注射器轴的中心，这样可以确保力量不会偏向一侧。最常见的错误是套管针有一个轻微的弯曲，这相当于势能，一旦注射器按钮被按下，就会表现为侧弹。通常情况下，支架要么不发

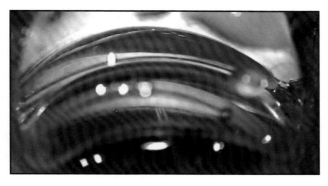

图 9-1　iStent Inject 植入,注意套管针在 TM 水平的位置。在推注支架时,需要轻微前倾。

射,要么套管针会弯曲,导致放置支架时注射器损坏。

Hydrus 微支架

　　Hydrus 微支架于 2018 年经 FDA 批准用于白内障手术联合植入。该设备是一种材质更柔软的预装置,长度 8mm 金属(镍钛)弯曲支架,带有开向 SC 管的窗口。该设备横跨患者的 Schlemm 管 90°, 以增加房水从传统小梁网通道流出。HORIZON 研究将 369 只眼随机纳入白内障联合微管植入手术组,187 只眼随机纳入单纯白内障手术组, 随访 24 个月[4]。结果显示,未使用药物降压的情况下,白内障联合微管植入手术 77.3% 的患者 IOP 下降 >20%, 而单纯白内障手术组 57.8% 的患者 IOP 下降(差值=19.5%,95% 可信区间 11.2%~27.8%,$P < 0.001$)。此外,白内障联合微管植入组的药物使用数量减少了 1.4, 而单纯白内障手术组减少了 1.0($P < 0.001$)。COMPARE 试验随机对有晶状体眼患者使用 Hydrus 微支架作为单独治疗或植入 2 个 iStents。结果发现,在 12 个

月时，在减少药物需求方面,Hydrus 组优于 2 个 istent 组(46.6% 的 Hydrus 组患者不需要药物，而 iStent 组患者为 24%)[5]。

Hydrus 微支架植入后最常见的并发症是周边前粘连(PAS)形成(在 Hydrus Ⅱ 研究中,18% 的患者发生 1~2mm 的 PAS)[6]。其他潜在的术后并发症包括术中或术后前房积血[4]、黄斑水肿(2%)[6]、短暂的 IOP 升高(2%~6.5%)[6,7]。如果虹膜粘连在植入物上,并形成流出阻塞,可尝试使用氩激光缓解微支架阻塞。

Hydrus 支架植入术与 TM 支架植入术不同。必须在传统颞部切口的外侧(右利手医生必须在右侧 1~2 个钟点位)做切口。推注器必须刺穿 TM,向前滑动时,释放压力(放松手腕避免小梁网凹陷),才能安全地植入设备。如果有明显的阻力,设备可能需要收回并换到另一个钟点位插入。这时可以朝向相反的方向,或将镜子定位范围从颞侧转到上方,瞄准下方房角。记住,重新在另一个位置切口时,应注意与预期放置区域相一致。

小梁网切开的流程

Kahook 双刃刀(KDB)

KDB 是一个一次性设备,设计旨在切除一部分 TM。该设备有一个锋利的边缘,允许进入 TM,而两个锋利的角切开刀片可以切除一条 TM。KDB 能够完全切除 TM(与微创玻璃体视网膜刀片房角切开术和房角镜辅助的光纤引导的小梁切开术相比),而且不会对附近组织造成热损伤(与小梁消融术相比)[8]。KDB 辅助下房角切开术被批准作为一个单独的手术或与白内障手术联合。而这种设备最常用于原发性开角型青光眼患者,但对于继发性青光眼(假性剥脱性青光眼和色素播散性青光眼)患者可能特别有用,因为在这些情况下,房水流出受阻主要位于 TM 水平。也有报道称 KDB 辅助下房角切开术成功治疗了先天性、类固醇性和葡萄膜炎性青光眼[9]。

如果术中回血严重,手术医生的视野可能会变模糊;这可以通过在前房内注入黏弹剂来处理。KDB 前房角切开术后最常见的不良事件包括前房积血(34.9%)、疼痛/刺激(7.7%)和IOP 升高>10mmHg(3.8%~12.6%)[10]。这些并发症往往是自限性和短暂性的。

与其他植入性的青光眼微创手术设备一样,KDB 通过透明的角膜切口插入,需要直接观察房角进行手术。这个手术的方式有很多种,但一般原则是相同的。手术医生将设备插入并在中心的右侧(或左侧)2~3 个钟点位作用到小梁。通过刀刃的锋利边缘进入 Schlemm 管 (可能有助于引导 KDB 的远端向上 10°朝向 Schwalbe 线)。然后 KDB 刀的后脚跟靠在 Schlemm 管前壁上,从右向左推进(图 9-2)。当用双刀片平行切割时,TM 应该抬起高于斜坡。手术医生应该平滑地推进刀片几个钟点位,然后停止。从相反的方向完成同样的操作,并连接和移除切除的 TM 带。然后去除黏弹剂,将前房形成至 IOP 在 20~30mmHg。较高的IOP 和闭合切口(建议缝合主切口),可以避免术后早期出血和前房积血。

小梁消融术

小梁消融术是一种手术工具,用于内入路电消融进行小梁切除术(Neomedix Corp)。该仪器由一个功率可调(通常为

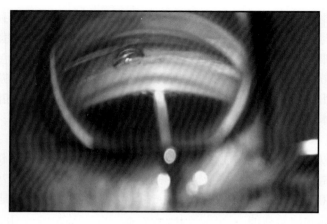

图 9-2　KDB 正在进入小梁网中心偏外侧。KDB 将从右向左推进数个钟点位,然后从对面采取同样的方式,在中点位连接被切断的部分。

0.8~1.0W)的双极 550kHz 电极组成,用于消融小梁网。该仪器手柄包括 18.5G 输液套筒和由踏板供电的 25G 消融探头。不需要使用黏弹剂来避开光学界面和消融气泡的俘获。输液套装有助于维持前房和辅助吸入消融的组织碎片。通过一个单一平面的 1.6mm 透明角膜切口进入前房,使用正手和反手技术可以消融小梁网多达 180°。它在 2004 年被 FDA 批准用于治疗青光眼,并可用于有晶状体眼、人工晶状体或无晶状体眼——只要房角镜检查清晰即可。窄角被认为是相对的禁忌证,由于难以观察到房角,房角周边前粘连/纤维化的风险更高。

　　术后医生倾向于给予患者 1%~2% 的毛果芸香碱滴眼液,连续 8 周,保持虹膜拉平并远离房角。小梁消融术的并发症包括短暂性前房积血(几乎 100%)、PAS 形成(24%)[11]、短暂性 IOP 升高>10mmhg(4%~10%)。较少见的不良反应包括错误位置消融导致睫状体损伤,而不是小梁网和睫状体脱离。

小梁消融术最关键的步骤是安装设备。外科医生应该熟悉手柄和烧灼装置,并了解所需要遵循的步骤,以便正确设置。一旦准备就绪,外科医生应取下设备保护帽,以确保手柄脆弱的头端没有损坏。轻轻按压切口的后唇,然后将该装置插入眼内。提高瓶身高度,可以使输液管维持前房,就像传统的超声乳化手术一样。然后将房角镜放置在角膜上,观察目标消融区域的接合情况。将脚下的开关始终向下压,消融手术功能就被激活,从而启动治疗。一个方向进行消融,持续几个钟点位。在小梁网消融方向上的阻力或眼球运动可能表明定位不正确,并且针尖可能与 Schlemm 管内壁相接合。为避免这个问题,手术医生在前进时应该稍微向后拉以调整眼睛的弯曲度。将手柄头部旋转 180°,治疗相反方向的位置(图 9-3)。典型治疗范围为鼻侧房角 90°~120°。

结 论

小梁网旁路微支架和小梁消融手术对于接受白内障手术的轻中度开角型青光眼患者是安全有效的选择,但也可以作为单独的治疗来提供降低 IOP 的选择。并发症如前房积血、支架错位/阻塞和 IOP 反跳升高的发生率可能较低,但是可识别。

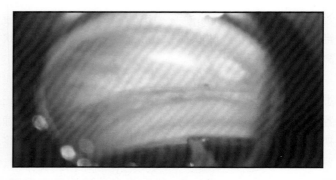

图 9-3   小梁消融术在反向进行，注意房角色素沉着的差异。在左侧，小梁网已经被消融，在切口的位置可以看到一个白色的带。

参考文献

1.   Samuelson TW, Katz LJ, Wells JM, et al. Randomized evaluation of the trabecular micro-bypass stent with phacoemulsification in patients with glaucoma and cataract. *Ophthalmology*. 2011;118:459-467.

2.   Voskanyan L, García-Feijoó J, Belda JI, et al. Prospective, unmasked evaluation of the iStent inject system for open-angle glaucoma: synergy trial. *Adv Ther*. 2014;31:189-201.

3.   Klamann MKJ, Gonnermann J, Pahlitzsch M, et al. iStent inject in phakic open angle glaucoma. *Graefes Arch Clin Exp Ophthalmol*. 2015;253:941-947.

4.   Samuelson TW, Chang DF, Marquis R, et al. A Schlemm canal microstent for intraocular pressure reduction in primary open-angle glaucoma and cataract: the HORIZON study. *Ophthalmology*. 2019;126:29-37.

5.   Chang DF. COMPARE Trial. Prospective, multicenter, randomized comparison of Hydrus versus two iStents for standalone treatment of OAG. Presented at: American Society of Cataract and Refractive Surgery annual meeting; April 13-17, 2018; Washington.

6.   Pfeiffer N, Garcia-Feijoo J, Martinez-de-la-Casa JM, et al. A randomized trial of a Schlemm's canal microstent with phacoemulsification for reducing intraocular pressure in open-angle glaucoma. *Ophthalmology*. 2015;122:1283-1293.

7.   Fea AM, Ahmed IK, Lavia C, et al. Hydrus microstent compared to selective laser trabeculoplasty in primary open angle glaucoma: one year results. *Clin Experiment Ophthalmol*. 2017;45:120-127.

8.   Seibold LK, Soohoo JR, Ammar DA, Kahook MY. Preclinical investigation of ab interno trabeculectomy using a novel dual-blade device. *Am J Ophthalmol*. 2013;155:524-529.e2.

9.   Khouri AS, Wong SH. Ab interno trabeculectomy with a dual blade: surgical technique for childhood glaucoma. *J Glaucoma*. 2017;26:749-751.

10.   Dorairaj SK, Kahook MY, Williamson BK, et al. A multicenter retrospective comparison of goniotomy versus trabecular bypass device implantation in glaucoma patients undergoing

cataract extraction. *Clin Ophthalmol.* 2018;12:791-797.
11. Minckler DS, Baerveldt G, Alfaro MR, Francis BA. Clinical results with the trabectome for treatment of open-angle glaucoma. *Ophthalmology.* 2005;112:962-967.

第 **10** 章

基于 Schlemm 管的
青光眼手术

引 言

　　基于 Schlemm 管的青光眼手术也是青光眼微创手术的一个类别。与传统的结膜下滤过手术相比,它可以产生新的房水流出途径,以 Schlemm 管为基础的手术通过增加现有的房水流出来降低 IOP。本章目的是重点介绍 3 种基于 Schlemm 管的青光眼手术,包括内路黏小管成形术(ABiC)、房角镜辅助下经管小梁切开术(GATT)及 OMNI 青光眼治疗系统(Sight Sciences, Inc)。考虑到它们安全性和有效性之间的平衡,这些手术方法为那些 IOP 不需要低于巩膜上静脉压的患者提供了希望。

内路黏小管成形术（ABiC）

概述

　　ABiC 是一种手术技术，包括使用发光微导管（iTrack）对 Schlemm 管进行全周穿管，使房水流出系统进行黏性扩张。术者通过角膜侧切口在直接的房角镜观察下进行 SC 插管。人们认为，ABiC 通过扩张塌陷的 SC、拉伸压缩的小梁网（TM）和清除集液管通道系统中的机械阻塞来降低 IOP。ABiC 修复生理流出通道，而不在巩膜内建立新的流出道。这个方式不需要结膜或巩膜的钝性分离，也不需要放置经管张力缝线。

证据

　　在一项由专利微导管制造商 Ellex 赞助的研究中，经过 1 年的随访，ABiC 被发现可以有效降低 IOP 和降低降 IOP 药物的需要[1]。这个单中心回顾性病例研究追踪了 68 例原发性开角型青光眼（POAG）患者的 75 只眼在 ABiC 术后的结果，这些患者要么单独进行 ABiC 手术，要么联合白内障摘除。ABiC 平均降低 IOP 从 20.4mmHg 至 13.3mmHg。此外，在接受 ABiC 治疗后的患者中，继续使用药物降压的比例下降（从 2.8 降至 1.1），约有 40% 的患者不需要继续使用药物。单纯 ABiC 组和 ABiC 联合白内障手术组的 IOP 降低和药物治疗的减少结果相似。另一个回顾性病例系列包括 28 例 POAG 患者的 36 只眼，在 1 年的随访中有相似的发现，尽管这些作者没有发现降低 IOP 药物的数量有显著减少[2]。考虑到 ABiC 应用初期，有必要进行长期研究来评估其 1 年以上的持久性。

优点和缺点

与其他青光眼手术不同,ABiC 保留了巩膜, 对结膜的操作也很少。它可以与白内障摘除手术同时进行,并且对于经验丰富的外科医生手术额外风险也很低。ABiC 手术不影响将来进行更多有创的青光眼手术。ABiC 技术挑战可能导致相关的术中并发症, 包括 Schlemm 管插管困难、Descemet 膜脱离或微导管通过不当。虽然这些不良事件极少发生,但 ABiC 后仍有报道前房积血、白内障形成、IOP 反跳升高和低 IOP。由于这些并发症很少导致长期的视觉影响,ABiC 被认为是一种低风险的手术。

房角镜辅助下经管小梁切开术(GATT)

概述

小梁切开术是一种降低 IOP 的方法,其原理是小梁网对房水流出产生很大流出阻力[3]。我们认为,开放小梁网会增加房水外流,从而降低 IOP。虽然传统的小梁切开术是通过外入路进行的,但现在可以在房角镜下直接通过内入路进行(如 GATT)。GATT 包括通过角膜侧切口将缝线或光导纤维送入前房,然后进入 Schlemm 管绕管一周。一旦管被穿过 360°,就将祥拉入前房形成小梁网切开。与 ABiC 一样,GATT 打开了生理性房水流出通道,而不是创造新的房水流出途径。尽管完全的 360°管道切开,根据患者的解剖结构,不一定总能完全实现,但部分小梁切开术理论上也能降低IOP。

证据

GATT 于 2014 年首次在 85 例患者的回顾性病例研究中被描述 [4]。1 年后,57 例接受 GATT 治疗的 POAG 患者平均 IOP 降低 11.1mmHg,药物治疗平均减少 1.1 种。在这个病例研究中,只有 9%的患者在 1 年后被认为是 GATT 失败(需要额外的青光眼手术)。在继发性青光眼的患者中,行 GATT 手术后也获得了类似 IOP 下降和降 IOP 药物减少的结果。虽然 GATT 似乎最适合开角型青光眼患者,但已有报道表明它对儿童先天性/青少年型青光眼患者,以及成人难治性青光眼患者都有效果[5,6]。

优点和缺点

与 ABiC 一样,GATT 需要类似的切口, 也可以与白内障摘除同时进行。它既不涉及巩膜和结膜的操作,也不影响未来进行更多有创的青光眼手术。GATT 的另一个优点是性价比高,因为它只需要 1 根缝线、热烧灼、黏弹剂和显微镊子就可以完成(一些外科医生总是喜欢使用发光微导管,它比较昂贵)。虽然 GATT 的技术挑战与 ABiC 类似,但其一个独特的潜在缺点是术后前房积血的可能性增加,尤其是出现在无法停止抗凝药物或由于其他原因容易出血的患者中。虽然这些情况经常可以自限性解决,但有时需要前房冲洗。尽管如此,这种并发症很少会导致长期的视觉障碍。

OMNI 青光眼治疗系统

概述

OMNI 青光眼治疗系统结合以上两种方式。与 ABiC 和 GATT 一样，Schlemm 管的环周穿管也是通过微创方法实现的。之后，OMNI 系统被用于经管黏弹性扩张 Schlemm 管，随后再切开小梁网。本质上，OMNI 系统将 GATT 和 ABiC 的方法结合在一个手持设备上，不过该设备一个潜在的限制是可能不会像 ABiC 那样对集液管施加压力。

证据

最近，一个前瞻性多中心随机单项研究评估了 137 例患者经过 OMNI 治疗系统联合白内障手术的安全性和有效性，6 个月的时间节点内获得了良好的中期效果[7]。1 年随访最终数据尚未公布。

优点和缺点

小梁切开术和内路黏小管成形术相结合的方法可能比单一方法干预降压效果更显著，但具有相似的围术期和术后并发症。尽管如此，未来的研究仍有必要确定其在现实生活实践中是否仍然有效。

结　论

基于 Schlemm 管手术方式的一个主要优点是微创，因此如果需要进一步降低 IOP，不影响未来进行小梁切除术或其他 MIGS 方式。由于这些手术具有良好的安全性，因此在患者病情早期需要中度降低 IOP，采用这些基于 Schlemm 管的手术方法是合理的。虽然尚缺少检验这些方法的持久性的长期试验，但这些基于 Schlemm 管的方式显示出相当大的前景。

基于 Schlemm 管手术方式只有一个局限性的证据，它们主要是单项病例研究。未来的研究需要确定这些以 Schlemm 管为基础的方式与其他外科干预措施（包括其他以管为基础的手术和其他所有的 MIGS 方式）相对比的效果如何。这些研究将对这些干预措施之间的差异，提供更详细的信息，来帮助指导治疗。也需要进一步研究这些特定的患者和疾病特点是否需要依靠特定的 MIGS 手术方法，来达到预期治疗反应，这些将会为每个特定的患者提供最佳的治疗方法及有用的指导。

参考文献

1. Gallardo MJ, Supnet RA, Ahmed IK. Viscodilation of Schlemm's canal for the reduction of IOP via an ab-interno approach. *Clin Ophthalmol*. 2018;12:2149-2155.
2. Davids AM, Pahlitzsch M, Boeker A, et al. Ab interno canaloplasty (ABiC)—12-month results of a new minimally invasive glaucoma surgery (MIGS). *Graefes Arch Clin Exp Ophthalmol*. 2019;257(9):1947-1953.
3. Rosenquist R, Epstein D, Melamed S, Johnson M, Grant WM. Outflow resistance of enucleated human eyes at two different perfusion pressures and different extents of trabeculotomy. *Curr Eye Res*. 1989;8(12):1233-1240.
4. Grover DS, Godfrey DG, Smith O, et al. Gonioscopy-assisted transluminal trabeculotomy, ab interno trabeculotomy: technique report and preliminary results. *Ophthalmology*. 2014;121(4):855-861.
5. Grover DS, Smith O, Fellman RL, et al. Gonioscopy assisted transluminal trabeculotomy: an ab interno circumferential trabeculotomy for the treatment of primary congenital glaucoma and juvenile open angle glaucoma. *Br J Ophthalmol*. 2015;99(8):1092-1096.

6. Grover DS, Godfrey DG, Smith O, et al. Outcomes of gonioscopy-assisted transluminal trabeculotomy (GATT) in eyes with prior incisional glaucoma surgery. *J Glaucoma.* 2017;26(1):41-45.

7. Gallardo MJ, Sarkisian SR Jr, Vold SD, et al. Canaloplasty and trabeculotomy combined with phacoemulsification in open-angle glaucoma: interim results from the GEMINI study. *Clin Ophthalmol.* 2021;15:481-489.

第 11 章

微创青光眼手术: 脉络膜上腔引流装置

脉络膜上腔是一个潜在的空间,提供了一个具有显著眼压(IOP)降低能力的流出通道。在正常生理条件下,据估计,脉络膜上腔或葡萄膜巩膜流出通路占人类房水流出的 10%~20%[1,2]。与 IOP 依赖的常规小梁流出途径相比,葡萄膜巩膜流出途径与 IOP 无关。由于葡萄膜脉络膜血管中的高渗透压,脉络膜上腔空间的压力低于前房;负压有助于房水流出到脉络膜上腔[3]。房水从睫状肌渗透进入此空间,这是该通路中的主要阻力部位。已经有研究尝试利用脉络膜上腔通路,因为其具有显著的潜在降 IOP 效果,而不会形成滤过泡,从而避免感觉障碍和滤过泡炎等相关并发症。

使用装置从脉络膜上腔通路引流有许多原因。首先,小梁网(TM)或 Schlemm 管靶向的引流装置或手术的降 IOP 能力受到巩膜上静脉压力的限制,而脉络膜上腔途径手术则不受此限制。其次,青光眼和 IOP 升高的患者通常小梁网排水功能降低,因此,有人建议增强脉络膜上腔流出比增强已经功能失调的常规途径更有效(前列腺素类药物是作用于脉络膜上腔降低 IOP 最有效药物[4])。此外,常规的小梁网(TM)途径最终将房水排入巩膜上血管,这取决于眼表的状态。对于由于毒性反应或之前失败的滤过手术而导致眼表炎症的患者,增强小梁网通路可能效果不佳。相比之下,脉络膜上腔通路则完全不依靠眼表[5]。

令人印象深刻,能够说明脉络膜上腔途径的显著 IOP 降低效果就是外伤性睫状体脱离引起的严重低 IOP,睫状肌从巩膜突分离消除了葡萄膜巩膜流出通路的阻力。过去研究人员曾尝试利用一种铲刀造成医源性睫状体脱离来降低 IOP,从而治疗青光眼。该手术因为并发症发生率高和不可预测的结果而从未得到普及,即严重低 IOP 发生率高,随后脱离自发愈合出现伴有疼痛和视力丧失的急性 IOP 升高[6]。已经应用的外路脉络膜上腔装置,可以保持裂隙开放并控制过滤量。黄金微型分流器(SOLX)是最早投入商用的外路脉络膜上腔装置之一。它是一个小的矩形装置,具有多个微通道,控制房水从前房到脉络膜上腔的流量[7]。它由 24K 黄金制成,以尽量减少异物反应,将金质微型分流器置于巩膜瓣下,分流器前部位于前房,后部位于脉络膜上腔。微通道引流房水进入脉络膜上腔。结膜瓣闭合前,紧密闭合巩膜瓣,以避免形成结膜下滤过。STARflo 青光眼植入物(iSTAR Medical)是一种平板装置,其植入和操作方式与金质微型分流器相似。STARflo 是由硅橡胶 (STAR 材料) 替代黄金制成。Aquashunt(OPKO Health)是另一种外路脉络膜上腔装置,由聚丙烯制成,设计与其他装置类似。所有外路装置的手术技巧相似,放置时均需要制作结膜和巩膜瓣,将前房和脉络膜上腔联通。关于这些设备效果的高水平临床试验证据是有限的。尽管这些装置理论上具有降低 IOP 的能力，但最终的 IOP 水平仍高于传统的过滤手术，且并发症不少[8]。滤过过强和疤痕形成均与这些装置相关[9]。目前在美国还没有外路脉络膜上腔装置上市。黄金微型分流器仍然仅在欧洲和加拿大可获得。

内路脉络膜上腔装置具有最小的组织侵入性，因为它们避免了结膜和巩膜分离。它们植入速度更快，通常与白内障手术同时植入。内路脉络膜上腔装置通过预载注射器经透明角膜切口植入（图 11-1）。CyPass 微支架（Alcon）和 iStent Spura（Glaukos Corp）就是两种这样的装置。CyPass 微型支架是美国食品药品管理局批准在美国上市的，直到 2018 年 8 月自愿召回退出市场[10]。iStent Spura 具有欧洲共同体认证（CE）标志，但尚未获得美国食品药品管理局的批准，且在欧洲和美国市场上无法买到。开发 STARflo 的公司也正在开发

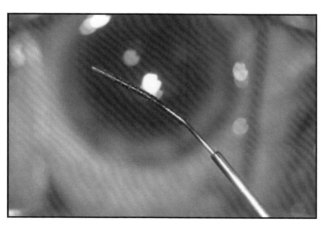

图 11-1 螺纹连接到导丝上的 CyPass 微型支架。导管近端的 3 个固位环有助于在植入过程中判断装置的正确位置。

一种内路微创青光眼手术(MIGS)脉络膜上腔设备,即 MINI-ject(iSTAR Medical;表 11-1)。

植入内路(即 MIGS)脉络膜上腔装置需要直接房角镜下观察。在房角镜下观察,植入物被插入巩膜突和睫状体带之间,进入脉络膜上腔。

CYPASS 微支架

直到最近,CyPass 微支架还是市场上唯一一种可以买到的脉络膜上腔 MIGS 植入器。它是一个开孔的 6.35mm 长的

表 11-1 不同外路和内路脉络膜上分流器汇总

器械	材料	长度	宽度	厚度	可利用性
外路脉络膜上腔装置(非 MIGS)					
金质微型分流器	24K 金	5.2mm	3.2mm	44μm	加拿大获得批准 美国在进行调查
STARflo	硅橡胶	8mm	3~5mm	275μm	有 CE 认证,在欧洲可用 在美国不可用
Aquashunt	聚丙烯	10mm	4mm	750μm	不可获得
内路脉络膜上腔装置(非 MIGS)					
CyPass 微支架	聚酰胺	6.35mm	300μm	510μm	FDA 批准和 CE 认证 已退出市场
iStent Supra	带钛袖套的聚合物	4mm	165μm		CE 认证 美国在进行调查

CE:欧洲共同体认证;FDA:美国食品和药品管理局;MIGS:微创青光眼手术。

微型支架,外径和内径分别为 $510\mu m$ 和 $300\mu m$,由生物相容性的聚酰胺制成,其长轴上有微孔,房水可以由此渗透。CyPass 微支架的前房部分有 3 个保持环,有助于在植入期间判断装置的正确位置(见图 11-1)。CyPass 微支架通过透明角膜切口插入,并通过导丝输送(图 11-2)。手术植入技术类似于小梁旁路 MIGS。直接房角镜观察到房角是最基本的要求。手术显微镜和患者头部均向远离手术医生的方向旋转 30°~40°。前房被充填黏弹剂,并可以利用直接房角镜观察房角。导丝将 CyPass 微型支架引导至巩膜突底部的脉络膜上腔(见图 11-2)。与植入前部和后部小梁之间的小梁 MIGS 相比,脉络膜上腔 MIGS 植入更靠后,在巩膜突和睫状体带之间。房角虹膜突起的存在或虹膜插入靠前会妨碍巩膜突的识别。

COMPASS 试验是一项随机对照试验, 对 505 名早期原发性开角型青光眼(POAG)患者行白内障联合 CyPass 微支架植入术与单纯白内障手术的效果进行比较研究[11]。术后两年,联合 CyPass 微支架和白内障手术组的平均 IOP 低于单纯白内障手术组,且降 IOP 药物用量较少。2 年后,77%的 CyPass 微支架联合白内障手术患者的非用药 IOP 下降 20% , 而单独接受白内障手术的患者只有 60%达到此目标。CyPass 微支架联合白内障手术组未用药 IOP 降低高于单独白内障手术组, 分别是 $(7.4 \pm 4.4)mmHg$ (30%) 与 $(5.4 \pm 3.9)mmHg$ (21%)。令人感兴趣的是,涉及 iStent 和 Hydrus 的对照试验也表明,在轻度至中度 POAG 患者中,单纯白内障手术也可持续降低 IOP。临床医生在解释白内障手术降低 IOP 的能力时必须谨慎。所有涉及 TM-MIGS(iStent,Hydrus)或 CyPass 微支架的随机对照试验均为接受药物治疗的早期至中期患者。COMPASS 试验因为患者未用药,具有较高的基线 IOP。视野

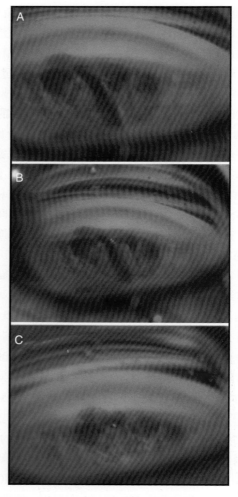

图 11-2 （A，B）CyPass 微支架植入的房角镜视图。导丝将 CyPass 送到脉络膜上腔。（C）移除导丝和注射器后的 CyPass 房角镜视图。

进展并不是上述任何一个研究的纳入标准。同样,这些研究均不适用于正常 IOP 性青光眼、晚期 POAG、随 IOP 进展的中低龄青少年青光眼或继发性青光眼患者。

DUETTE 试验是一项前瞻性系列研究,对 55 例 IOP 失控 (IOP 位于 21~35mmHg) 的 POAG 患者进行了 CyPass 微支架植入手术治疗,术后随访 1 年,其中 35 人完成 2 年随访[12,13]。作者报道了在 1 年和 2 年随访中 83% 的患者在避免常规滤过手术的情况下有效降低 IOP。在 1 年随访时,IOP 从 (24.5± 2.8)mmHg 降至(16.4±55)mmHg(IOP 下降 34%),在 2 年时降至(16.8±3.9)mmHg(IOP 下降 31%)。一项多中心开放注册的 CyPass 临床经验试验(CyCLE),采用 CyPass 微支架植入联合白内障手术(n=184),研究显示 1 年随访时,与基线IOP(20.2± 6.0)mmHg 相比,平均 IOP 降低 14%(15.9±3.1)mmHg,使用青光眼药物显著减少[14]。CyCLE 注册登记了各种不同类型青光眼患者,包括少数既往滤过手术失败的患者。根据 CyCLE、DUETTE 试验和 COMPASS 试验的数据,CyPass 微型支架可获得 14%~30%IOP 降低。

与 CyPass 微支架相关的短期并发症包括低 IOP (3%~ 15%)、急性 IOP 升高(3%~5%)、装置阻塞和移位。与 CyPass 微支架相关的低 IOP 通常是自限性的。然而,长期的临床显著性低 IOP 也可能发生,尤其是高度近视眼或之前进行过滤过手术的眼睛[15]。

COMPASS XT 研究中,术后 5 年,与单纯白内障手术组相比,联合 CyPass 微支架和白内障组的内皮细胞丢失率 (ECL)显著升高(18.4% 对 7.5%)。因此,制造商于 2018 年 8 月自愿将 CyPass 微型支架召回撤出市场[10]。CyPass 微支架组中唯一可识别的 ECL 风险因素是房角镜下可见的保持环数量：可见的保持环数量越多,ECL 率越高。无环暴露的每年 ECL 率为 1.39% ,1 环暴露的为 2.74% ,2~3 环暴露的是 6.96%(图 11-3)。ECL 增加的原因很有可能是相当硬的管子的机械接触,不过有人已经推断靠近内皮的房水流量增加和炎症是潜在的因素。在为期 5 年的 COMPASS XT 研究中,没有患者出现显著 ECL 所致的角膜失代偿或接受角膜移植。目前美国白内障和屈光手术学会并不建议拆除装置,而是建议密切观察随访[16]。然而,如果确认存在 ECL,并且 CyPass 微型支架有一个以上的环暴露,手术医生可以考虑修整 CyPass 微支架。如果尝试拆除 CyPass 微支架,应该小心注意,因为脉络膜上腔发生严重纤维化,移除可能会造成严重创伤。

iStent 脉络膜上腔的引流系统

iStent 脉络膜上腔的引流系统(iStent Supra)是另一种脉络膜上腔支架,由聚醚砜和肝素涂层的钛制成,管腔直径为 165μm。该支架目前还没有上市,也没有前瞻性研究检验其疗效。一项已发表的前瞻性研究检验过 2 个小梁 iStent、1 个

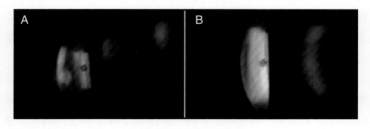

图 11-3 脉络膜上腔 CyPass 微支架的房角镜下观察,无环暴露(A)和 1 环暴露(B)。

iStent Supra 和局部滴用前列腺素对 IOP 控制不佳的进展期 POAG 患者联合作用的效果[17]。本系列中的所有患者(n=80) 均有既往失败的小梁切除术病史。在 4 年的随访中,IOP 从植入前的(22.0±3.1)mmHg 降至 13~14mmHg。这个研究的脱落率较低,80 名患者中有 60 名完成了 4 年的随访。然而,没有具体说明需要进一步青光眼手术的患者数量。这项研究在亚美尼亚进行,许多患者之前都做过滤过手术。因此,这些结果可能不适用于美国或欧洲的青光眼患者,在这些地区,滤过手术仅用于药物治疗失败的患者。

MINIject

MINIject(iSTAR Medical)是一种海绵状设备,由一种类似于 STARlflo 的、多孔硅星形材料制成。与 STARflo(一种外路脉络膜上腔装置)相反,MINIject 通过内路方式插入脉络膜上腔。MINIject 的长度为 5mm, 椭圆形横截面面积为 1.1× 0.6mm²。两项前瞻性非对照试验,纳入 25~31 例轻中度 POAG 患者,接受 MINIject 单独手术(STAR I 和 STAR II 试验)[18-20]。两个试验的参与者均为有晶状体或人工晶状体眼。一种或多种药物控制下的基线 IOP 约为 24mmHg。在 6 个月随访时,两个系列试验均报告平均 40% 的 IOP 降低(9mmHg),80%~90% 的眼睛 IOP 至少达到 20% 的 IOP 降低。两项试验均报告了 IOP 升高病例(STAR I,23.1%;STAR II,48.4%)。在 STAR I 试验中,所有 IOP 升高的病例均通过观察、停用类固醇药物和开始使用降 IOP 药物得以解决;没有患者需要进一步的青光眼手术。在 STAR II 试验中,没有报告这些病例的处理情况;并且 31 例患者中有 3 例在随访 6 个月内接受了进一步的青光眼手术。在 STAR I 试验中,IOP 降低持续达 24 个月的随访[20]。21 例患者完成了 2 年随访,平均 IOP 下降 40.7%,而 47.6% 的患者在 24 个月随访时无须药物治疗,IOP 低于 21mmHg。根据STAR I 试验报告,内皮细胞计数有轻微下降,从 2411 个/mm^2 降至 2341 个/mm^2。

结 论

脉络膜上腔引流装置针对一个潜在空间,其降低 IOP 不受巩膜上静脉压力限制,且不需要形成滤过泡。然而,脉络膜上腔的纤维化仍然是一个问题。撤回 CyPass 微支架提出了与所有青光眼手术设备相关的角膜内皮健康的重要问题。如果需要进一步降低 IOP,脉络膜上腔装置可能是传统青光眼手术的辅助手段[5]。到目前为止,我们在利用脉络膜上腔方面仍然会遇到许多挑战。

参考文献

1. Bill A, Phillips CI. Uveoscleral drainage of aqueous humour in human eyes. *Exp Eye Res*. 1971;12(3):275-281.
2. Brubaker RF. Measurement of uveoscleral outflow in humans. *J Glaucoma*. 2001;10(5 Suppl 1):S45-S48.
3. Emi K, Pederson JE, Toris CB. Hydrostatic pressure of the suprachoroidal space. *Invest Ophthalmol Vis Sci*. 1989;30(2):233-238.
4. Weinreb RN, Toris CB, Gabelt BT, Lindsey JD, Kaufman PL. Effects of prostaglandins on the aqueous humor outflow pathways. *Surv Ophthalmol*. 2002;47(Suppl 1):S53-S64.
5. Kerr NM, Wang J, Perucho L, Barton K. The safety and efficacy of supraciliary stenting following failed glaucoma surgery. *Am J Ophthalmol*. 2018;190:191-196.
6. Tour RL. Surgical management of glaucoma. Cyclodialysis. *Int Ophthalmol Clin*. 1963;3:151-155.
7. Melamed S, Ben Simon GJ, Goldenfeld M, Simon G. Efficacy and safety of gold micro shunt implantation to the supraciliary space in patients with glaucoma: a pilot study. *Arch Ophthalmol*. 2009;127(3):264-269.
8. Hueber A, Roters S, Jordan JF, Konen W. Retrospective analysis of the success and safety of Gold Micro Shunt Implantation in glaucoma. *BMC Ophthalmol*. 2013;13:35.
9. Oatts JT, Zhang Z, Tseng H, et al. In vitro and in vivo comparison of two suprachoroidal shunts. *Invest Ophthalmol Vis Sci*. 2013;54(8):5416-5423.

10. CyPass Micro-Stent market withdrawal. [Available from: https://www.alcon.com/content/cypass-micro-stent-market-withdrawal] Date accessed: October 11, 2018.

11. Vold S, Ahmed II, Craven ER, et al. Two-year COMPASS trial results: supraciliary microstenting with phacoemulsification in patients with open-angle glaucoma and cataracts. *Ophthalmology.* 2016;123(10):2103-2112.

12. García-Feijoo J, Rau M, Grisanti S, et al. Supraciliary micro-stent implantation for open-angle glaucoma failing topical therapy: 1-year results of a multicenter study. *Am J Ophthalmol.* 2015;159(6):1075-1081.e1.

13. García-Feijoo J, Höh H, Uzunov R, Dickerson JE. Supraciliary microstent in refractory open-angle glaucoma: two-year outcomes from the DUETTE trial. *J Ocul Pharmacol Ther.* 2018;34(7):538-542.

14. Hoeh H, Vold SD, Ahmed IK, et al. Initial clinical experience with the cypass micro-stent: safety and surgical outcomes of a novel supraciliary microstent. *J Glaucoma.* 2016;25(1):106-112.

15. Sii S, Triolo G, Barton K. Case series of hypotony maculopathy after CyPass insertion treated with intra-luminal suture occlusion. *Clin Exp Ophthalmol.* 2018;47(5):679-680.

16. ASCRS Cypass Withdrawal Task Force. Preliminary ASCRS CyPass Withdrawal Consensus Statement. Available from: https://ascrs.org/CyPass_Statement.

17. Myers JS, Masood I, Hornbeak DM, et al. Prospective evaluation of two iStent. *Adv Ther.* 2018;35(3):395-407.

18. Denis P, Hirneiß C, Reddy KP, et al. A first-in-human study of the efficacy and safety of MINIject in patients with medically uncontrolled open-angle glaucoma (STAR-I). *Ophthalmol Glaucoma.* 2019;2:290-297.

19. Garcia Feijoo J, Denis P, Hirneiß C, et al. A European study of the performance and safety of MINIject in patients with medically uncontrolled open-angle glaucoma (STAR-II). *J Glaucoma.* 2020;29(10):864-871

20. Denis P, Hirneiß C, Durr GM, et al. Two-year outcomes of the MINIject drainage system for uncontrolled glaucoma from the STAR-I first-in-human trial. *Br J Ophthalmol.* Epub ahead of print: 2020 Oct 3. doi:10.1136/bjophthalmol-2020- 316888

第 **12** 章

结膜下或 Tenon 囊下植入物

引 言

青光眼的治疗重点是围绕达到能够阻止视神经萎缩和视野丧失的 IOP 展开的。最初的治疗通常从局部降压药物开始,但由于依从性、不耐受或疾病的严重程度,并不是所有患者都能使用眼药水控制疾病。治疗的升级管理包括激光手术、切口青光眼手术或一些新的方法,如微创青光眼手术(MIGS)。这些新的微创手术提供了一种可靠的控制 IOP 的方法和潜在较低的并发症风险,如睑缘炎、眼内炎、角膜失代偿和视力丧失。由于存在副作用方面的有利因素,医生们尝试在疾病更早期对患者进行 MIGS 治疗。

仔细的术前评估,包括房角镜检查和结膜活动度检查(如果之前做过手术),是任何青光眼手术成功的必要条件。

应告知患者真实的预期结果,以便他们能够理解,如果初始治疗不能充分控制 IOP,仍有进一步干预的可能,这也是非常重要的。

目前有几种 MIGS 被批准用于青光眼的治疗,它们被分为 3 个生理类别:①增加小梁网流出,②减少房水流入,③结膜下滤过。本章节将重点关注 2 种新的结膜下滤过手术:美国食品药品管理局(FDA)批准的 Xen 凝胶支架(Allergan)和研究用 PreserFlo 微分流器(Santen)。

XEN 凝胶支架

Xen 凝胶支架是由猪明胶制成的 6.0mm 支架。一旦支架展开,明胶基质就会产生亲水性,这就使得植入物能够保留在所需的位置。内腔直径为 45μm。这个装置的长度和管腔直径形成一个内阻,以限制房水流出并防止低 IOP。这个支架可以单独放置,也可以与白内障手术联合放置,适用于难治性开角型青光眼,包括假性剥脱性青光眼和色素性青光眼。

内路植入 Xen 的步骤:

1. 在颞上象限进行 1mm 的角膜穿刺,注射不含防腐剂的利多卡因,然后注射黏弹剂。

2. 使用 1.8mm 的角膜刀于颞侧或颞下象限做角膜切口。用另一种器械向下旋转眼球,在距角膜缘 2.0mm 处标记结膜,这将作为上方或鼻上象限的目标出口点。

3. 将预加载的插入器放在眼睛内,斜面向上穿过透明的角膜切口,并穿过眼睛(图 12-1A)。

4. 将插入器上的杠杆完全拉回后,再将 27G 针插入小梁网略前方。应该使用手术用的房角镜来直接观察房角并引导针头,一旦位置确定,就可以取下房角镜,用另一种器械稳定眼球。当眼睛移出房角镜后,需要将注射器的尖端穿过眼球的内壁,以确保它保持在位。

5. 施加向前的压力,使针隧道式穿过巩膜,直到针进入结膜下距角膜缘 2.0mm 处的间隙。用注射器针尖支起结膜,确保 Xen 凝胶支架放置在结膜下间隙(图 12-1B)。

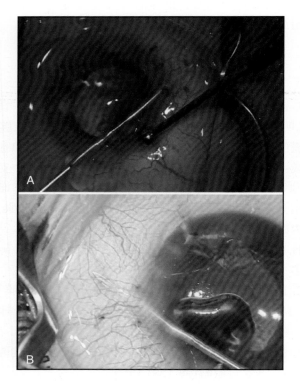

图 12-1 (A)结膜闭合,内路插入 Xen 凝胶支架。(B)用 Xen 插入器尖端支起结膜。

6. 向前滑动控制杆以展开支架，并将针收回插入器中。保持前倾以防注射器弹出，从而避免 Xen 停留在前房内的长度过大或导致植入物折断。一个关键的技巧是在滑动杆达到大约 50% 时暂停。此时，凝胶支架基本展开，针开始缩回注入器。让眼球回到它的"正位"位置，这样当针从眼内壁缩回时，眼球就不会有扭矩，也不会产生弹动。

7. 从眼睛中移除插入器。

8. 可以用房角镜再次确认位置（图 12-2）。理想的支架位置是在前房 1.0mm，在巩膜内 2.0mm，在结膜下 3.0mm。

9. 使用钝套管确认结膜下间隙中是否存在可自由移动的支架。

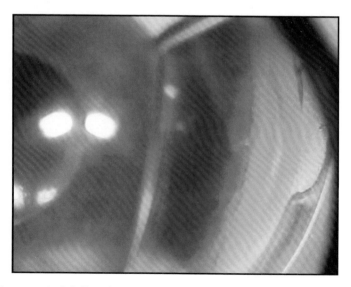

图 12-2　经房角镜观察 Xen 的理想位置。注意凝胶支架正好位于小梁网的前方。

10. 在闭合结膜入路的情况下，作者通过结膜做一个
30G 的切口，距离 Xen 4~5mm 处。然后将 Grover-Fellman
(GF)微型刮铲(Epsilon USA)通过这个小切口插入，并通过隧
道插入凝胶支架(图 12-3)。将环绕 Xen 的 Tenon 囊向后延伸
分离至穹隆，同时小心地将刮刀在 Xen 的前后分离(图 12-
4A-C)。人们可以在手术室 (图 12-4D) 延伸分离后观察
Tenon 囊的窗口区，或在诊室内观察(图 12-4E)。

11. 一旦发现凝胶支架处于理想位置，可以使用相同的
结膜小切口在 Xen 后方注射 0.1mL 2%利多卡因，然后使用
GF 微型铲刮刀向后方按摩。注射 40~70μg 醮有利多卡因的

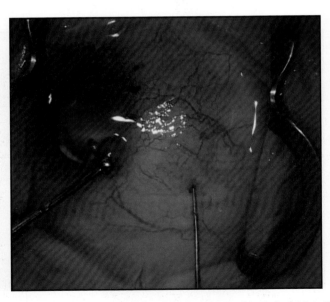

图 12-3 GF 铲最初进入结膜下间隙，随后简单地从内路插入凝胶
支架。

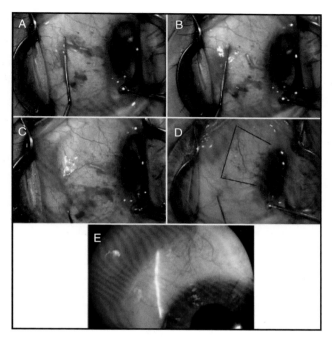

图 12-4　(A)最初用 GF 显微刮刀对 Tenon 囊的后部进行延伸,试图将凝胶支架从周围的 Tenon 囊中游离出来。(B)将 Tenon 囊向远离凝胶支架的后方延伸。(C)凝胶支架植入的 Tenon 囊的窗口与周围 Tenon 组织游离。(D)后部延伸后形成的 Tenon 囊窗口区(用黑线标出)。(E)患者凝胶支架术后 5 个月的术后外观, 紧随支架有一个成功后 Tenon 囊延伸区。

丝裂霉素C (MMC;通常是 0.15mL 0.4mg/mL 的 MMC),一般于Xen 的远后方在人们期望水分流的区域注射(图 12-5)。将 MMC 涂抹在 Xen 后方局部区域。

　　12. 如果进行结膜环形切开术, 用 9-0 聚乳酸蛋白或尼

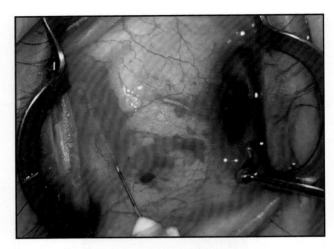

图 12-5 将 MMC 注射到成束的 Tenon 囊上,然后用 GF 显微抹刀清扫 Tenon 囊后部。

龙缝线缝合穹隆为基底的切口,则不能执行步骤 10。然而,在开放结膜入路的情况下,可以考虑移除凝胶支架周围的部分 Tenon 囊。

结膜切开外路植入的步骤:

1. 在 12 点位置放置角膜牵引缝线。

2. 在上球结膜下角膜缘后 10mm 处注射浓度为 0.1~0.2mg/mL 的 MMC 0.05~0.2mL。或者,在完成步骤 6 后,将所需浓度 MMC 浸泡过的海绵放置在巩膜床上 2~3 分钟。当使用海绵时,应该用大量的平衡盐溶液冲洗巩膜床和周围组织。

3. 将 MMC 涂抹到所需位置,小心避免让抗代谢物到达角膜缘组织。用平衡盐溶液冲洗眼睛表面,清除眼睛表面游离的 MMC。

4. 使用 Vannas 剪刀(Katena Products, Inc)和结膜钳,在

上角膜缘进行穹隆为基底的 3mm 结膜环切术。

5. 在切口边缘附近的 3~4mm 处向后方和外侧解剖。

6. 用双极烧灼止血,使巩膜床可见。

7. 用 0.12 镊子固定眼睛,使用预加载的插入器,使针斜角向上,从角膜缘到前房的 2.5mm 处形成一个巩膜隧道(图 12-6)。

8. 向前滑动蓝色杠杆展开支架并将针收回插入器内。

9. 从眼睛中移除插入器。

10. 支架在房角内的位置可通过房角镜确定。理想的支架位置是前房 1.0mm,结膜下 2.0mm,巩膜 3.0mm(图 12-7)。

11. 将结膜和筋膜盖在植体上,用聚乳酸蛋白或尼龙缝线在角膜缘处缝合,形成水密密封。

不打开结膜外路植入 XEN 的步骤:

1. 在 12 点钟位置放置角膜牵引缝线。

2. 标记角膜缘后方 2.5mm 处。作者已经发现,当标记距

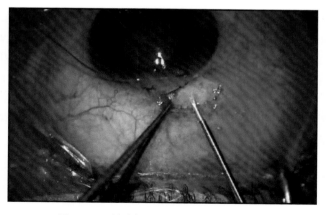

图 12-6　外路打开结膜植入 XEN,穿针。

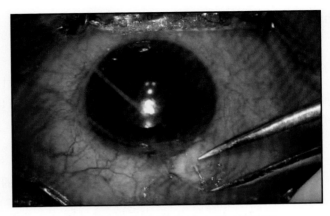

图 12–7 外路结膜开放植入 XEN 的位置

角膜缘 2.5mm 时，这种外入路方式，注入器与巩膜接合时，实际的巩膜隧道最终达到 2.0mm 左右。

3. 使用预加载的插入器和结膜钳，捏住颞上方结膜，并向鼻下象限拖动结膜（图 12–8）。

4. 当针距角膜缘为 2.5mm 时，将注射器针尖穿过结膜、Tenon 囊，进入前房。确保针与虹膜平行，并刚好在 Schwalbe 线进入前房。你的非惯用手使用牵引缝线来控制眼球，并根据需要提供适当的反牵引（图 12–9）。

5. 向前滑动蓝色杆并展开支架，将针收回插入器内。在整个过程中，用牵引缝线向前拉，这样眼球就被固定，当针从球壁脱离时就不会有"弹动"。

6. 从眼睛中移除插入器。

7. 支架在房角内的位置可通过房角镜确定。

8. 检查结膜下切口流量，如果有，用 10–0 尼龙缝线缝合。术后护理应包括最初的局部抗生素和频繁的局部类固

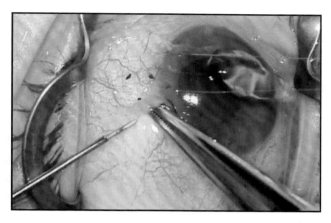

图 12-8　闭合结膜,夹紧颞上象限的结膜,外路植入 Xen 凝胶支架。

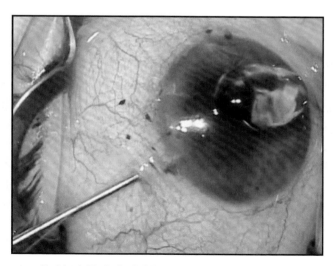

图 12-9　外路闭合结膜,凝胶支架植入通道。注意,注射器进入角巩膜后缘 2mm 处,在前房可以看到注射器的前斜面,与虹膜平行。

醇(清醒时,每 4~6 小时使用 1 次),根据炎症程度在 4~6 周内逐渐减量。通常情况下,在术后 1 周随访时,如果前房炎症控制平稳,在接下来的 3~4 周,作者开始逐渐减少类固醇至每天 1 次。有趣的是,在 2~3 周的随访中,可以看到一个高 IOP 期,作者通常在早上开始滴注 1 次噻吗洛尔,预先治疗这个阶段,同时继续减少类固醇用量。在针刺方面,如果 IOP 在第 1 个月内增加,作者通常会用抗青光眼药物治疗 IOP。我们希望在最初的 4~6 周内避免针刺以免房水内炎症介质分流到结膜下间隙。一旦眼睛的炎症被控制下来,不再有任何前房炎症,就可以考虑针刺。作者推荐使用 GF 微创刮刀在裂隙灯下针刺分离。根据凝胶支架周围和后面结膜的外观,作者通常会在穿刺前 10~20 分钟用 MMC(10~20μg),增强针刺手术。

Grover 等通过单项前瞻性临床试验研究了 Xen 的疗效[1]。内管腔大小为 45μm 的 Xen 在独立手术中使用,打开结膜时使用带有 MMC 的海绵。结果表明,术后 12 个月时的 IOP 较术前药物控制的 IOP 降低 24.7%。在 12 个月内,32.3% 的患者接受了滤过泡的补充针刺治疗。药物的数量也从术前平均 3.5 减少到术后 1.7。在一项回顾性研究中,Xen 联合 MMC 注射与小梁切除术联合 MMC 比较,两组疗效相似,平均 IOP 降低 45.8%;然而,两组在并发症发生率上也没有明显的临床差异[2]。在研究 Xen 与 MMC 注射联合超声乳化术时,术后 1 年随访时,IOP 在没有用任何药物情况下,比基线下降 41.8%[3]。并发症包括结膜下出血、导致 IOP 升高的滤过泡瘢痕、低 IOP、脉络膜脱离、前房积血、支架移位和支架阻塞,以及伤口泄漏、结膜外露、睑袋炎、眼内炎和视力下降。虽然与其他基于房角的 MIGS 相比,其副作用谱不太好,但其在难治性青光眼患者提供了一种替代方案,其疗效与传统滤过性青光眼手术相当。随着外科医生不断对该设备的应用方法进行改进,我们有望看到疗效的提高和并发症发生率的降低。

PreserFlo 微分流器

　　PreserFlo 微分流器是 FDA 批准的目前处于临床研究最后阶段的一种试验设备;然而,在美国以外的地方它正在被用于治疗开角型青光眼。植入物由生物惰性聚苯乙烯嵌段异丁烯嵌段苯乙烯,即 SIBS 制成。这是一种新的、独特的化合物,具有足够的柔韧性,可适应眼睛的形状,很少引发炎症,从而较少形成包囊[4]。微分流器为 8.5mm,内腔尺寸为 70μm,在生理性房水生成速率下,应避免低 IOP 和 IOP 低于 5mmHg,由位于植入物远端 4.4mm 处的 2 个翅片阻止支架移动。该设备旨在用于那些通过最大耐受药物而不能控制 IOP 的原发性开角型青光眼患者。这个手术可以作为独立的手术进行,也可以与白内障手术联合进行。像传统的小梁切除术一样,植入物被通过外路方式结合 MMC 使用。然而,与小梁切除术不同的是,这个手术无须剖切巩膜瓣,并于术后松解缝线来调整房水流量。植入物的管腔直径和长度限制了血流,减轻了小梁切除术中常见的低 IOP 相关并发症。

　　步骤:

　　1. 使用钝的 Westcott 剪刀和结膜钳,在颞上角巩膜缘创建一个以穹隆为基底的 5~6mm 环状结膜切口。

　　2. 向后面和侧面剖切分离,形成一个口袋。

　　3. 用双极电灼止血,使巩膜床可见。

　　4. 将 3 块浸有 MMC(浓度为 0.2~0.4mg/mL)的海绵放在

后结膜囊中 2~5 分钟（医生建议）。取出海绵，用无菌溶液冲洗口袋。

5. 在距角膜缘 3mm 处标记巩膜。

6. 在这个标记处，使用手术包中的刀创建一个 3mm 长的隧道至前房。向下加压，以确保针道与虹膜平面平行。

7. 使用无齿镊子将微分流器斜面的长端向上穿过三角形口袋并放入轨道中，直到设备上的翅片牢固地紧贴在三角形巩膜口袋中。

8. 通过观察从管子远端渗出的水滴，确认微分流器正常工作。管子的近端应在前房内 2~3mm。应使用 25G 套管对植入物远端进行插管，如果最初看不到血流，则应进行冲洗。

9. 将 Tenon 囊和结膜层覆盖在植入物上，并使用聚乳酸缝合线闭合角膜缘，以形成水密闭合。

术后护理药物包括初始的局部抗生素和频繁的局部用类固醇激素（清醒时，每 2 小时 1 次），并在随后的 12 周内逐渐减量。

目前，在此书出版时，旨在评估植入物安全性和有效性的 PreserFlo 微分流器 FDA 临床试验已经完成招募，正在考虑获得 FDA 的批准；因此，PreserFlo 尚未在美国使用。Batlle 等发表了 Innfocus MicroShant（Santen Pharmaceutical Co Ltd）多米尼加共和国的 23 例患者应用的前瞻性单项研究[5]。患者单独接受 Innfocus MicroShunt（14 例）或联合白内障手术（9 例），基线药物 IOP 为 23.8mmHg，3 年后，平均 IOP 降低 55%。术后 3 年随访检查时无角膜失代偿、晚期滤泡漏、眼睑炎、眼内炎及视力下降等改变。1 例患者需要针刺滤过泡，1 例患者则需要进一步手术干预以控制 IOP 升高。然而，由于研究样本量较小，这些并发症发生率不能适用于一般人群。

美国一项临床试验比较了 PreserFlo 微分流器和小梁切除术的结果,显示在 12 个月时,两组的平均 IOP 和药物依赖性均显著降低。虽然小梁切除组在较少的药物治疗下平均IOP 稍低,但两组都表现良好,并发症或不良事件相对较少[6]。这项研究的结果没有世界其他区使用高剂量 MMC 的研究好。鉴于植入物的疗效、易用性和良好的副作用谱,它可能为外科医生提供另一种前景较好的结膜下植入物。

结 论

在过去的 10 年中,有几项创新提供了一种使用微分流器创建更可控和更可预测的结膜下引流的方法。Xen 凝胶支架和 PreserFlo 微分流器均已在全球范围内使用,它们可安全有效地降低 IOP,与标准小梁切除术相比,在滤泡形态、术后恢复、术中安全性和低 IOP 保护方面具有潜在的改善安全性的效果。人们需要从实际经验中获得更多数据,以证明这些微分流器比标准小梁切除术有显著改进;根据目前可用的数据和个人经验,作者认为情况确实如此。

参考文献

1. Grover DS, Flynn WJ, Bashford KP, et al. Performance and safety of a new ab interno gelatin stent in refractory glaucoma at 12 months. *Am J Ophthalmol*. 2017;183:25-36. doi:10.1016/j.ajo.2017.07.023
2. Schlenker MB, Gulamhusein H, Conrad-Hengerer I, et al. Efficacy, safety, and risk factors for failure of standalone ab interno gelatin microstent implantation versus standalone trabeculectomy. *Ophthalmology*. 2017;124(11):1579-1588. doi:10.1016/j.ophtha.2017.05.004
3. De Gregorio A, Pedrotti E, Russo L, Morselli S. Minimally invasive combined glaucoma and cataract surgery: clinical results of the smallest ab interno gel stent. *Int Ophthalmol*. 2018;38(3):1129-1134. doi:10.1007/s10792-017-0571-x
4. Pinchuk L, Riss I, Batlle JF, et al. The development of a microshunt made from

poly(styrene-block-isobutylene-block-styrene) to treat glaucoma. *J Biomed Mater Res Part B.* 2017:105(B):211-221.

5. Batlle JF, Fantes F, Riss I, et al. Three-year follow-up of a novel aqueous humor microshunt. *J Glaucoma.* 2016;25(2):e58-e65. doi:10.1097/IJG.0000000000000368

6. Baker ND, Barnebey HS, Moster MR, et al. Ab-externo microshunt versus trabeculectomy in primary open-angle glaucoma: one-year results from a 2-year randomized, multicenter study. *Ophthalmology.* 2021;128(12):1710-1721. doi:10.1016/j.ophtha.2021.05.023

第 13 章

小梁切除术：重点与难点

引　言

　　小梁切除术仍然是青光眼治疗的金标准手术之一。本章对这项手术进行概述，并重点强调了小梁切除术的优点和缺点。小梁切除术的目的是建立一个保护瘘管，通过它，房水可以从前房流出，带来稳定的 IOP 降低(IOP)。关键步骤包括巩膜瓣的构建、通过巩膜瓣的流量调节和结膜切口的水密闭合。过度纤维化会导致滤过泡失败，因此，类固醇激素和术中抗代谢物[5-氟尿嘧啶或丝裂霉素 C(MMC)]被用于防止纤维化。MMC 更常用，可以使用 Tenon 囊下注射(见丝裂霉素选项 #1)或放置 MMC 浸泡的棉片(见丝裂霉素选项#2)，在特定时间后去除。

麻醉

　　常规病例可采用静脉镇静，监测麻醉护理。此外，根据患者和外科医生的偏好,可采用局部麻醉、结膜下麻醉、球周麻醉或球后麻醉。

放置角膜上方牵引缝线以改善暴露并控制眼球运动。一般角膜牵引缝线以中等深度、较长跨度为标准。

注射 MMC(MMC 选择 # 1)

一般尽可能靠后进行结膜下注射 MMC(距角膜缘 8~10mm)。使用较钝器械或套管针将 MMC 在预定制作巩膜瓣的区域内推挤使其散开。剂量和浓度可根据患者的情况进行设定(通常为 0.1~0.4mg/mL;可使用 1%利多卡因稀释)。注意保持 MMC 远离角膜缘。讨论 MMC 的用量比讨论使用浓度和使用时间更重要。

有以下两种方法做上方结膜瓣:以角膜缘为基底(切口距角膜缘后方 8~10mm;后切口)或以穹隆为基底(角膜缘切口;角结膜缘切口)。请注意,历史命名法与直觉不同;可以通过留意名称与结膜瓣的基底或结膜瓣转折的位置关系来记住,通常结膜瓣的位置与切口的位置相反。在角膜缘的切口较少的分离和暴露,可能更容易局部麻醉。然而,这种切口更容易在早期暴露。而在穹隆上的切口更容易闭合,也不易渗漏,但它们会导致滤过泡的位置更靠前。

巩膜瓣制作

巩膜瓣可以制成不同的形状(矩形、三角形、梯形)和大小。在切开巩膜瓣之前,重的是要轻柔烧灼止血该区域以优化视野,但过度烧灼会使组织变薄。巩膜瓣的边缘可在 1/2 至

2/3 巩膜深处用 67 号刀片（或等效刀片）勾画出来；随后使用 69 号或 57 号刀片（或等效刀片）从前方向角膜缘分离巩膜瓣，直至暴露约 1mm 的蓝灰色区。或者，为了构建巩膜瓣，可以使用弯曲的新月形刀片在瓣的后缘做一个部分厚度的凹槽，然后在该深度向角膜缘隧道式前进；随后用 Vannas 剪刀或刀片切割隧道的两侧，创建一个巩膜瓣。

将 10-0 尼龙缝线预置在巩膜瓣的边缘或角落，以减少缝线打结前不可控的房水流出持续时间，特别是对于初学者。

塞入和取出浸泡 MMC 棉片（MMC 选择 #2）

避免丝裂霉素接触结膜瓣边缘，总是要计算好放置和取出棉片的数量以免遗落。MMC 使用的持续时间可以根据瘢痕形成的可能性和（或）IOP 目标进行调整。在下一步进入眼内操作之前，要冲洗掉术区所有的 MMC。前房穿刺口应放置在术后便于使用的位置（通常是颞下）。使用锋利的刀片从巩膜瓣翻转的后方进入前房。用咬切器（Novo Surgical Inc）进行巩膜咬开术。

为了防止巩膜咬切孔被虹膜组织遮挡，常常需要进行周边虹膜切除术，除非患者有很深的前房，比如一些人工晶状体眼。然而，术后应注意避免发生浅前房，这可能导致虹膜嵌顿。在虹膜切除术中，平行于角膜缘，用有齿钳夹住一块虹膜组织，以促成一个宽基底而不是很长的虹膜根切。虹膜组织被通过巩膜咬切口暴露，并使用 Vannas 或虹膜剪刀剪除。然后用平衡盐溶液冲洗，使虹膜重新回到前房。

巩膜瓣松紧度

如果之前没有预置巩膜瓣缝线，则放置巩膜瓣缝线，并使用滑结暂时固定巩膜瓣。然后，通过穿刺口将平衡的盐溶液注入前房，来测试和调整巩膜瓣的外流阻力。重要的是，注意开放压（巩膜瓣开始引流时的 IOP）和闭合压（巩膜瓣停止引流时的 IOP），并根据患者需要调整巩膜瓣的张力。可根据需要放置额外的缝线。

可调节缝线可以在术后 0~4 周改善 IOP 控制，并被用于逐步降低 IOP。术者对结膜状态进行评估，是否能看清激光缝线松解术（LSL；组织厚度，结膜下出血的风险）的缝线，将指导医生决定可否使用外部缝线松解技术。Duman 等在一篇文章中描述了几种可调节缝线的缝合技术[1]。

结膜闭合

结膜切口水密闭合是小梁切除术成功的必要条件，因为渗漏将促使滤过泡变平和早期瘢痕形成。临床上有许多不同的结膜闭合技术，其中有一些列举如下。通常使用的材料包括 10-0 尼龙线（不可吸收但炎症较小）和 8-0 聚乳酸蛋白（可吸收但炎症较大）。

● 紧密的 10-0 尼龙翼状缝合（图 13-1）需要较少的组织和针穿行操作；然而，要放置紧密的缝线需要一定的技巧。为了减少术后散光和不必要的角膜缘外组织遮盖，建议接近平行于角膜缘放置缝线。经常放置 2 个翼状缝线，但有些人选择在结膜瓣的每侧都加 1 根翼状缝线。

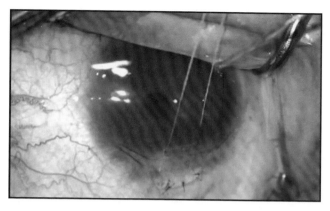

图 13-1 使用 10-0 尼龙缝线,进行紧密翼状缝合结膜。有些人选择在结膜瓣的每侧都加 1 根翼状缝线。

● Kirk 和 Condon[2]描述并演示了 Wise、Modified Wise 或 Condon 闭合(图 13-2),使用环形的垂直褥式缝线技术,在两端进行锚定缝合。

● 多个水平褥式缝合。

● 环形或者荷包缝合。

● 上述技术联合应用。

理想的滤过泡是扁平的、非充血的(但不是无血管)、弥散性的,并可能提示有房水被吸收的上皮微囊肿。

重点与难点

患者选择

葡萄膜性青光眼、新生血管性青光眼和无晶状体青光眼

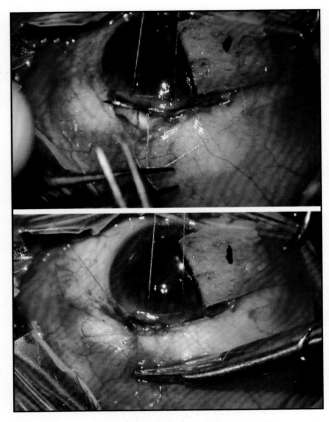

图 13-2 改良的 Wise 小梁切除术使用小结膜瓣和 8-0Vicryl 缝线行垂直褥式缝合,两端锚定缝线。

患者,以及结膜较厚的年轻患者和皮肤色素沉着较严重的患者,失败的风险较高。此外,还要考虑患者是否有可能参加频繁的随访和患者合作程度,以进行激光缝线松解术(LSL)、轻柔的眼部按摩(DOC)、可调节缝线取出或在裂隙灯下针刺滤过泡。

最佳结膜状态

检查上方结膜的健康和活动度是很重要的。如果结膜有显著的毒性或局部药物注射史,应在术前停药 1~2 周。根据患者的情况,医生可以考虑添加局部类固醇,以加速结膜恢复,也可以口服乙酰唑胺,以避免术前 IOP 升高。

减少脉络膜上腔出血风险

如果 IOP 急剧升高,可考虑术中使用甘露醇或其他药物来降低 IOP,减少脉络膜上腔出血的风险。此外,如果患者有高风险因素,可以在巩膜切开之前,前房注射黏弹剂,以减少急性 IOP 变化。黏弹剂可以在结扎巩膜瓣缝线之前去除,以更精确地确定房水流量。

了解最佳手术位置

对于初级外科医生来说,重要的是要知道你打算在几点位制作小梁切除的瓣,因为牵引缝线可能会改变钟点位置。一些外科医生发现在开始手术前标记 12 点或制作瓣的理想位置是很有帮助的。牵引缝线放置的一致性有助于定位。

钝性分离

在任何时候都要看清剪刀的尖端,以免结膜穿孔。此外,一定要把剪刀展开,但要避免在你看不见的地方打开/闭合剪刀(尽可能钝性分离)。

处理结膜

处理结膜组织时要轻柔。避免使用带齿的镊子;Hoskins或无齿钳是较理想的选择。当必须将组织拉紧时,最好是抓住筋膜组织而不是结膜本身或抓住结膜的边缘。

最佳巩膜瓣处理

最好做一个更厚/更深的巩膜瓣轮廓,而不是一个薄的,因为它比较好控制。薄的巩膜瓣可能缝合困难,并导致过多的房水流出。也要保持巩膜瓣分离平面平行,而不是楔形。

当向前剖切巩膜瓣时,重要的是不要只用刀片滑过。当它滑过时,刀片应该有一个向下的压力。此外,握住巩膜瓣的另一只手应该持续向上拉,以确保能看清瓣的根部。

如果巩膜瓣太薄,在接近角膜缘时,可以通过改变刀尖的角度,尝试加深巩膜瓣厚度。如果发生巩膜瓣截断或你仍然认为皮瓣太薄,缝合巩膜瓣。可以放弃这个位置,在这个位置附近再造一个新的巩膜瓣。如果巩膜瓣较深,应避免累及玻璃体或睫状体。

巩膜瓣缝线太紧可能会适得其反,因为组织扭曲对合会导致更多的渗漏。覆盖组织会使相对位置的房水排出困难。缝线太紧也会引起术后明显散光,尤其是靠近角膜缘时。

避免过度烧灼,特别是在巩膜瓣边缘。这可能导致巩膜组织收缩,最终难以实现巩膜瓣充分复位闭合。

调整房水流量

在开始手术之前,要考虑患者最大的风险。低 IOP? 脉络膜渗漏? 失败率? 单眼患者视力恢复时间延长?

小梁切除术提供了一种方法，根据患者的需要对房水流量进行调整。例如，缝合紧的巩膜瓣适用于单眼患者或低 IOP 黄斑病变高危人群，如高度近视患者。在低 IOP 相关并发症风险较低的患者中，更大的房水流量可能增加成功率。增加 MMC 的剂量可能适用于瘢痕形成或小梁切除术失败风险较高的患者。翼状缝合可能更适合于薄结膜的患者，否则采用连续缝合可能导致撕裂。重要的是，要不断修改手术方式以适应患者，同时也保持手术操作其他部分的标准化和可重复性，从而提供一致但可修改的结果。如果你不确定，最好的方法是避免错误，少用 MMC 和创建一个更紧的翼状缝合。

小梁切除术的术后管理

轻柔的眼部按摩

如果没有滤过泡渗漏，且 IOP 升高，伴有低平滤过泡，则可进行眼部按摩。在眼部按摩过程中，将压力置于滤过泡后方，以突破粘连，促进房水排出通过巩膜瓣界面。这可用于预测激光缝线松解术的效果，或试图阻止进行性瘢痕及早期小梁切除术的失败。需要注意的是，许多类型的角膜切口闭合方法，在术后早期（如第 1 周）可能有渗漏的风险，因此可能需要推迟轻柔按摩。

激光缝线松解术

用一个透镜来压平滤过泡的区域，结膜变白，暴露巩膜瓣缝线。然后用氩激光能量切割缝线并释放张力，这样做可能增加该区域巩膜瓣的房水流出。激光镜具有焦凸特征（如Ritch

和Blumenthal 镜子),允许更大区域的压平和缝线的可视化。

厚的 Tenons 囊或结膜下出血可阻碍观察,因此在某些情况下需放弃 LSL。有些外科医生在常规缝线的基础上,采用额外外部可调节缝线或直接替代常规缝线。

在控制房水流量方面,应注意观察哪根巩膜瓣缝合更紧或更重要,以便根据 LSL 的顺序预测结果。如前文所述,如果由于厚的 Tenons 囊影响 LSL 可视化,则可能需要更改 LSL 的术后计划(较早切断更紧的缝线)。

检查巩膜造口

如果术后随访时 IOP 突然升高,一定要用房角镜检查巩膜造口的通畅性。巩膜造口处的虹膜堵塞可能是原因,瞳孔变形可能是线索。这种情况经常可以在裂隙灯下用激光或针刺来解决。

针刺滤过泡

如果巩膜缝线已被切断,但滤过泡仍保持平坦,且轻柔的眼部按摩无法改善,则可能需要针刺滤过泡。

在裂隙灯下,外部进针可在局部利多卡因凝胶麻醉的辅助下进行。局部肾上腺素滴剂也可能有助于减少出血。针刺的目的是减少房水通过巩膜瓣和(或)巩膜瓣以上的阻力。在手术室,针刺可以在内路和(或)外路进行。

并发症

并发症包括视力丧失、低 IOP 伴或不伴相关并发症(浅前房、脉络膜积液、低 IOP 黄斑病变、白内障形成、粘连)、IOP升高、滤过泡失效、滤泡渗漏、滤泡炎、早期或晚期滤泡相关眼内炎、再手术、失败、滤泡感觉障碍、上睑下垂、前房积血、玻璃体积血和脉络膜上出血等。

小梁切除术相关研究

● MMC 与 5-氟尿嘧啶作为小梁切除术的辅助治疗：一项随机临床试验的荟萃分析[3]。

●引流管与小梁切除术对比 5 年随访研究[4]。

引流管与小梁切除术对比 1 年的随访研究[5]。

参考文献

1. Duman F, Faria B, Rutnin N, et al. Comparison of 3 different releasable suture techniques in trabeculectomy. *Eur J Ophthalmol.* 2015;26(4):307-314. doi:10.5301/ejo.5000718
2. Kirk TQ, Condon GP. Modified Wise closure of the conjunctival fornix-based trabeculectomy flap. *J Cataract Refract Surg.* 2014;40(3):349-353. doi:10.1016/j.jcrs.2014.01.002
3. Fendi LID, Arruda GV, Scott IU, Paula JS. Mitomycin C versus 5-fluorouracil as an adjunctive treatment for trabeculectomy: a meta-analysis of randomized clinical trials. *Clin Exp Ophthalmol.* 2013;41(8):798-806. doi:10.1111/ceo.12097
4. Gedde SJ, Schiffman JC, Feuer WJ, et al. Treatment outcomes in the Tube Versus Trabeculectomy (TVT) study after five years of follow-up. *Am J Ophthalmol.* 2012;153(5):789-803.e2. doi:10.1016/j.ajo.2011.10.026
5. Gedde SJ, Feuer WJ, Shi W, et al. Treatment outcomes in the Primary Tube Versus Trabeculectomy study after 1 year of follow-up. *Ophthalmology.* 2018;125(5):650-663. doi:10.1016/j.ophtha.2018.02.003

扫码获取
· 医学资讯
· 行业社群
· 推荐书单

第 **14** 章

青光眼引流装置

引　言

在过去 20 年中,青光眼引流装置(GDD)越来越多地用于青光眼的手术治疗[1]。医疗保险数据显示,1995—2004 年间,青光眼手术中 GDD 手术增加了 184%,同时小梁切除术减少了 43%[2]。在最近对美国青光眼协会成员进行的一项调查中,Vinod 等报告,在所介绍的 8 种临床情况中,有 7 种情况下,GDD 植入是首选的手术方法[1]。

适　应　证

GDD 最常被用于难治性青光眼患者(即滤过失败风险高的患者):

- 葡萄膜炎性青光眼。
- 新生血管性青光眼。

- 外伤性青光眼。
- 纤维或上皮生长不良。
- 虹膜角膜内皮综合征。
- 穿透性角膜移植术后。
- 视网膜手术后(巩膜扣带或扁平部玻璃体切割术)。
- 化学烧伤后。
- 眼类天疱疮。

近期,GDD 也被用于治疗其他眼部疾病 [3-8]。

- 既往未接受过任何眼科手术或进行过超声乳化手术的眼睛(失败风险低于既往接受过 GDD 手术的人群)。
- 需要长期使用隐形眼镜的眼睛(如无晶状体眼、高度近视眼)。
- 未来可能需要其他眼科手术的眼睛。
- 先天性和青少年青光眼。
- 人工角膜移植术后的青光眼。

禁 忌 证

由于 GDD 可能有复杂的术后病程,因此应避免应用于无法遵守术后随访的患者。前房植入 GDD 的相对禁忌证包括:

- 解剖上浅前房。
- 角膜内皮功能差。

对于结膜瘢痕广泛的患者,结膜闭合可能是一个问题,也应该谨慎使用。

作用机制

　　所有 GDD 均由一根延伸到前房或玻璃体腔的硅胶管和一个固定在眼球赤道部的引流盘组成。植入后几周时间内，引流盘周围形成一个非粘连的囊袋。房水聚集在引流盘和周围囊之间的潜在空间中，并通过囊壁被动扩散到眼周毛细血管和淋巴管中。房水流出的主要阻力来源于形成的纤维囊，观察到的 IOP 降低程度取决于囊的厚度和囊包总表面积。特别的，更薄和更大的囊包表面积可造成更低的IOP[9]。

青光眼引流装置类型

　　GDD 的尺寸、形状和引流盘的构成材料各不相同。通常，根据是否存在阀门进行分类。在某些引流阀中，当 IOP 过低时，阀门机制可以限制房水通过引流管到引流盘。这个流量限制器有助于预防早期低 IOP。引流管的内径和外径分别为 0.30mm 和 0.63mm。在 3 种最常用的引流阀中，引流管的尺寸相似：Baerveldt 青光眼植入物（BGI；强生视觉）、Molteno 植入物（M3；Nova Eye Medical）和 Ahmed 青光眼瓣膜（AGV；新世界医疗）。表 14-1 比较了当前可用 GDD 的设计和功能。

名称	发明时间	材料	植入类型	尺寸	特征
BGI	1990	硅凝胶（钡涂层）	不带阀	250mm²（103~250）350mm²（101 ~350）平坦部（102~350）	两种类型均在盘上设有孔,便于纤维长入,以降低滤过泡高度 平坦部类型有一个90°转弯,有助于管植入
M3	1979	聚丙烯	不带阀	S 系列 185mm² 245mm²（单盘）	由于前部放置缝线孔的设置和较低的轮廓,容易植入 独特的引流盘上表面的压力脊线,早期限制引流初始面积为 25mm²,因此可降低术后低IOP发生率
AGV	1993	硅凝胶	带阀	96mm²(FP8) 184mm²（FP7,单盘）364mm²（FX1,双盘）	FP7 与旧版 S2 的主要区别是引流盘孔的设置,较薄轮廓,硅凝胶材质引流盘由聚丙烯替代 更小表面积的 S3和 FP8 设计用于儿童人群

表 14-1　当前青光眼引流装置

注 : AGV : Ahmed 青光眼引流阀 ; BGI : Baerveldt 青光眼植入物 ; M3 : Molteno 植入物。

手术操作

术前评估

彻底的术前评估是最基本的要求。应注意预期植入部位结膜的状态和活动性,以及巩膜的健康状况。如果计划将引流管植入前房,应在房角镜检查时注意周边前粘连的存在。应进行完整的眼球运动检查。

手术技巧

麻醉

常规使用2%利多卡因和0.75%布比卡因进行球后或球周麻醉(5mL)。在特殊情况下,可考虑全身麻醉。

暴露和分离

手术眼被无菌覆盖后,放置开睑器。使用7-0聚乳酸角膜牵引缝线,以最大限度地暴露选定的手术象限。以下是植入物放置的象限。

● 颞上象限:通常为首选,因为手术暴露良好,而术后斜视较少。

● 鼻下象限:安全有效的替代选择。

● 颞下象限:由于下斜肌纤维的存在和下眼睑的美容问题,不太令人满意。

● 鼻上象限:通常避免选择,因为上斜肌的存在和伪布朗综合征的可能性导致复视发生率较高;此外,该象限的植入物后部可能会侵犯视神经(尤其是在较小的眼睛中)。

基于角膜缘和穹隆的结膜瓣均可用于 GDD 植入。作者更喜欢 4 个钟点位范围的穹隆为基底的结膜瓣,每端有 1 个放射状切口, 因为它提供更好的暴露。Tenon 囊被从后方分离,最好用钝的 Westcott 剪刀和分离组织的钳子。仔细识别并钩住相邻肌肉。对出血的巩膜上血管进行充分电凝烧灼。

引流阀植入物的预处理

引流阀植入物需要用 30G 套管针向导管内灌注平衡盐溶液。这是打开阀门的关键步骤。在 AGV 中,预处理会突破阀门处 2 个硅胶片之间的表面张力。

引流盘固定

植入物可在植入眼内前被放置于抗生素溶液中。使用 8-0 带针不可吸收缝线(尼龙或聚丙烯)将引流盘缝合到暴露的巩膜上, 植入物的前缘距离角膜缘 9~10mm (图 14-1)。$350mm^2$ BGI 的侧翼被塞进相邻直肌下方,而 $250mm^2$ BGI 和 AGV 则放置在肌肉之间。将缝合结旋转到固定孔中,以阻止侵蚀穿过结膜。

无瓣膜植入物的导管阻塞

由于无瓣膜植入物不具有引流限制机制,因此需要在术后 4~6 周内暂时封堵导管, 直到引流盘周围形成纤维包囊。这可通过多种方式实现[10-12]。

带/不带开窗的外结扎术

将 7-0 聚乳酸缝线在引流盘和管的连接处附近进行外部捆扎,并尝试用 30G 套管针向管内灌注平衡盐溶液来确认

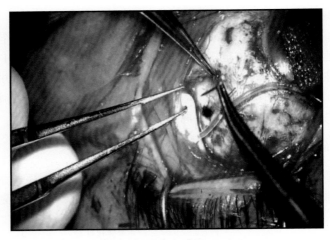

图 14-1　引流盘被带针的不可吸收缝线(尼龙或聚丙烯)固定在角膜缘后 9~10mm 的巩膜上。

管子是否完全闭合(图 14-2)。为了在术后早期控制 IOP，作者倾向于在结扎缝线位置之前行一次开窗手术，并在开窗手术位置保留一小部分 9-0 或 10-0 单丝聚乳酸缝线，作为促进持续水流出的芯(通气和支架技术)。一些外科医生喜欢用 7-0 聚乳酸缝线(TG-140)的针头进行 1 个或多个开窗。7-0 聚乳酸缝线结扎术后 4~6 周吸收，导致引流管自发打开。另一种方法是，根据术后病程，也可以考虑氩激光缝线溶解术。

开伞索技术

　　开伞索缝线是一种管内缝线，通常为 4-0 铬或聚丙烯缝线。或者，将 4-0 或 5-0 尼龙或聚丙烯缝线放置在管子旁边，并结合在外部结扎缝线内。这些开伞索缝线被放置在远离植入物象限的结膜下，在几周后，这种缝合线在门诊中就可以被轻松拆除。

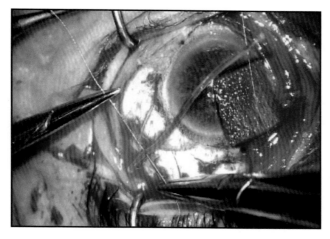

图 14-2　在术后 4~6 周内，在引流盘和管的连接处附近用 7-0 聚乳酸缝线结扎管，限制流量。尝试向管道灌注平衡盐溶液（用 30G 套管针）来确认完全闭合。

前房内缝线

可以使用前房内 9-0 聚丙烯缝线。随后在激光室用氩激光"熔化"缝线以打开引流管（熔带技术）。

引流管放置

修剪引流管，使其从进入部位延伸到前房长度 2~3mm。为了确保伤口闭合，用 23G 针头进入前房，并用无齿钳无创地将导管插入前房。应平行于虹膜平面进入前房，正好于虹膜前插入，以免虹膜卡入引流管开口或与角膜接触（图 14-3）。如果放置引流管在前房或平坦部，采用引流管修剪斜面向上，而睫状沟放置时采用引流斜面向下，以免虹膜堵塞管开口。一些外科医生喜欢用尼龙或聚乳酸缝线将导管固定在巩膜上。

片状移植物覆盖导管

　　引流管靠近角膜缘部分,应该使用片状移植物覆盖引流管,减少随着时间推移造成的引流管暴露的风险。可以用聚乳酸缝线将移植片固定在位。

　　移植物包括:

- 部分厚度自体巩膜瓣。
- 全厚度瓣/移植片。
  - 角膜。
  - 巩膜。
  - 心包。

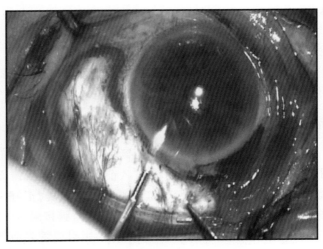

图 14-3　将引流管前端修剪成斜面向上,使用 23G 针头进入前房。用无齿钳子将引流管穿过针道插入前房。

- ○ 羊膜。
- ○ 硬脑膜。
- ○ 阔筋膜。

作者推荐使用同种异体的人类角膜 [Vision Graft (corneagen)]，因为如果需要进行缝线松解，可以看到结扎线，并且愈合后更美观。

闭合结膜口

用聚乳酸缝线，将结膜重新缝合至角膜缘(2 条用于松弛切口的连续缝线和 1~2 条位于角膜缘的水平褥式缝线)。

术后用药物

可在相邻象限进行 0.5~1mL 的抗生素(头孢唑啉)和皮质类固醇(地塞米松)的结膜下注射。如果预期出现严重炎症，医生也可将 0.1mL 曲安奈德注入 Tenon 囊下。

术后病程

术后随访检查通常安排在第 1 天、第 1 周和 4~6 周(大约在 7-0 聚乳酸结扎线松解时)。根据 IOP 水平和术后病程，可能需要额外的就诊。

术后 1 周给予局部抗生素滴眼液。需要使用的类固醇滴眼液包括：

- 1%醋酸泼尼松龙，每天 4~8 次，持续 4 周，然后在 2~4 周内逐渐减量。
- 0.05%二氟泼尼特，每天 2~4 次，持续 4 周，然后在 2~4 周内逐渐减量。

当无瓣膜植入物的引流管结扎释放时,可能需要增加局部类固醇治疗,因为该事件通常会增加炎症。

通常需要停用青光眼药物,在植入限制性引流阀术后通常立即停用;或者在非限制性引流阀植入后使用通气缝/缝线芯时。

IOP有时可能升高, 这是由于处于结扎缝线松解后的高IOP期。这可能是由于滤过泡的渗透性降低,在这段时间内,可以使用房水抑制来维持IOP。青光眼药物可以逐渐减少,因为这种情况通常会随着滤泡囊重塑而改善。所有类型的引流阀植入术后都可能出现一个高IOP期。

术后1~2周,可考虑每天使用2次1%阿托品(尤其是浅前房或脉络膜积液的患者), 以放松睫状体并使虹膜晶状体隔后移。

并发症

植入GDD(术中)、术后最初几个月(术后早期)或术后数月/年内(术后晚期)可能发生的并发症包括[14]术中并发症、术后早期并发症和术后晚期并发症。

术中并发症

- 前房积血(0%~1%)。
- 巩膜穿孔(0.3%)。
- 脉络膜上腔出血(0.5%~3.5%)。
- 玻璃体脱垂。

术后早期并发症

- 低IOP(3.5%~37%)。

- 脉络膜渗出/出血(7%~33%)。
- 引流管阻塞(6%~11%)。
- 房水迷流/恶性青光眼(0.5%~2%)。
- 伤口渗漏(1.3%~1.7%)。
- 黄斑囊样水肿/视网膜前膜(0.3%)。
- 减压性视网膜病变(1.3%)。
- 滤泡包裹(1.3%~3.5%)。

术后晚期并发症

- 引流管或盘的侵蚀/挤压(0.5%~2.3%)。
- 引流管的移动/收缩(0.8%~5.2%)。
- 复视/眼球运动问题(0.3%~21%)。
- 角膜失代偿(3.5%~14%)。
- 白内障(9.9%~12%)。
- 视网膜脱离(3.5%~5%)。
- 眼内炎(0.4%~1.2%)。
- 眼球萎缩(1.3%~4%)。

青光眼引流装置的结果

青光眼引流装置治疗难治性青光眼

　　青光眼的类型是影响任何 GDD 手术成功的主要因素。患有新生血管性青光眼的眼睛显示 GDD 手术的成功率差异很大(22%~97%)[15-17]。而其他类型的难治性青光眼、葡萄膜炎性青光眼患者的 GDD 成功率为 75%~100%，穿透性角膜移植术后青光眼患者成功率为 22%~58%，发育性青光眼的成功率为 44%~100%[9,18-23]。Walton 和 Katsavounidou 指出，先天性青光眼患者的 GDD 成功率为 60%，这些手术中有 62%是在不足 6 月龄的患者中进行的[23]。在引流阀植入与小梁切除术(TVT)对比研究之前，各种研究表明无晶状体眼和人工晶状体眼的 GDD 手术成功率为 50%~88%，青光眼滤过手术失败的眼睛为 44%~88%[9,24]。

青光眼引流装置与小梁切除术的比较

TVT 研究是一项多中心随机临床试验，比较 GDD 与小梁切除术联合使用丝裂霉素 C(MMC)。研究者注意到，在既往白内障手术和(或)青光眼滤过手术失败的患者中，经过 5 年随访，发现与小梁切除术联合使用 MMC 组(53.1%)相比，接受 350mm² BGI 手术的成功率更高(70.2%)[3]。两组术后晚期并发症、严重并发症和视力丧失的发生率相似，而小梁切除术组青光眼的早期并发症和再次手术的发生率较高[3]。

2008 年美国眼科学会更新指出，一级证据表明，引流阀植入术与小梁切除术在 IOP 控制和获益持续时间方面具有可比性[25]。

青光眼引流装置作为首选手术

Wilson 等于 2000 年进行了第一个前瞻性随机试验，将 GDD 与小梁切除术作为低风险眼(即无任何切口手术史的原发性青光眼的眼睛)的首选术式进行比较。他们指出，随访 10 个月时，AGV 的累积成功率为 88.1%，小梁切除术为83.6%，3 年随访时 AGV 组为 69.8%，小梁切除术组为68.1%[26,27]。

最近的一项多中心随机临床试验(原始 TVT 研究)的初步结果表明,对于未接受过切口眼科手术的患者,小梁切除术联合使用 MMC 的手术成功率和 IOP 降低幅度高于 $350mm^2$ BGI 植入术。然而,小梁切除术联合使用 MMC 与术后早期并发症、严重并发症和再次手术并发症的发生率较高相关,表明在该患者群体中,引流管植入术的安全性比小梁切除术联合使用 MMC 更高[4]。Panarelli 等报道了 125 例接受原发性青光眼手术的低风险青光眼患者的类似观察[5]。3 年随访时,$350mm^2$ BGI 组和小梁切除术联合使用 MMC 组的累积成功率分别为 87% 和 76%。此外,与 $350mm^2$ BGI 组相比,小梁切除术联合使用 MMC 组术后并发症发生率较高(20% 对 29%)。

Molteno 等指出,对一个纳入 978 只原发性青光眼眼睛随访 30 年的研究中,与小梁切除术相比,M3 作为首选手术时,其 IOP 控制更好[6]。在假性囊膜剥脱性青光眼患者中,Valimaki 和 Yilehto 指出 M3 植入物在 35 个月时的成功率为 77%[2]。

各种青光眼引流装置的比较

Ahmed 与 Baerveldt 的研究和 Ahmed-Baerveltt 的比较研究是多中心随机临床试验,比较限制性引流植入物与非限制性植入物的手术结果。这两项试验的汇总分析包含了 514 名小梁切除术失败或有失败高风险的未控制的成年青光眼患者[29]。

在 5 年随访时,与 AGV(FP7 型)组相比,$350mm^2$ BGI 组的失败率更低(37% 对 49%),再次青光眼手术率更低(8% 对 16%),平均 IOP 更低,用药更少。然而,与 AGV 组(0.4%)相比,BGI 组发生低 IOP 的风险更高(4.5%)。在此之前,关于不同青光眼引流植入物的作用和疗效的数据,研究设计仅限于回顾性病例系列，其中大多数使用 AGV 的旧聚丙烯(S2)模型。

研究还评估了 GDD 的材料或大小对手术成功的影响。与 250mm² BGI 植入物相比，350mm² BGI 的平均 IOP 更低，成功率高于 500mm² BGI[30,31]。Heuer 等指出，在无晶状体眼和人工晶状体眼青光眼中，与单盘植入物相比，M3 双盘植入物在 2 年随访时的成功率更高（分别为 46% 和 71%）[32]。然而，与单盘植入物相比，双引流盘植入术后因滤过过强引起并发症的风险也较高，如脉络膜出血、浅前房、眼球萎缩和需要手术引流的浆液性脉络膜渗漏。与聚丙烯植入物（如 AGV 型号 S2）相比，硅胶植入物（如 AGV 型号 FP7）具有更高的成功率和更低的平均 IOP[33,34]。

结　论

在难治性青光眼的手术治疗中，GDD 提供了一种可以替代标准滤过手术和睫状体破坏性治疗的有价值的选择。最近的多中心随机临床试验支持一种趋势，即在低风险眼睛中广泛使用 GDD 并将其作为首选术式。非限制性植入物可提供更好的长期 IOP 控制。限制性植入物可立即降低 IOP，并能减少术后早期低 IOP 和低 IOP 相关并发症的风险。为了获得更优化的结果，手术相关技巧需要被掌握。

参考文献

1. Vinod K, Gedde SJ, Feuer WJ, et al. Practice preferences for glaucoma surgery: a survey of the American Glaucoma Society. *J Glaucoma*. 2017;26(8):687-693.

2. Ramulu PY, Corcoran KJ, Corcoran SL, Robin AL. Utilization of various glaucoma surgeries and procedures in Medicare beneficiaries from 1995 to 2004. *Ophthalmology.* 2007;114(12):2265-2270.

3. Gedde SJ, Schiffman JC, Feuer WJ, et al. Treatment outcomes in the Tube Versus Trabeculectomy (TVT) study after five years of follow-up. *Am J Ophthalmol.* 2012;153(5):789-803.

4. Gedde SJ, Feuer WJ, Shi W, et al. Treatment outcomes in the primary Tube Versus Trabeculectomy study after 1 year of follow-up. *Ophthalmology.* 2018;125(5):650-663.

5. Panarelli JF, Banitt MR, Gedde SJ, et al. A retrospective comparison of primary Baerveldt implantation versus trabeculectomy with mitomycin C. *Ophthalmology.* 2016;123(4):789-795.

6. Molteno AC, Bevin TH, Herbison P, Husni MA. Long-term results of primary trabeculectomies and Molteno implants for primary open-angle glaucoma. *Arch Ophthalmol.* 2011;129(11):1444-1450.

7. Walton DS, Katsavounidou G. Newborn primary congenital glaucoma: 2005 update. *J Pediatr Ophthalmol Strabismus.* 2005;42:333-341.

8. Netland PA, Terada H, Dohlman CH. Glaucoma associated with keratoprosthesis. *Ophthalmology.* 1998;105(4):751-757.

9. Schwartz KS, Lee RK, Gedde SJ. Glaucoma drainage implants: a critical comparison of types. *Curr Opin Ophthalmol.* 2006;17(2):181-189.

10. Emerick GT, Gedde SJ, Budenz DL. Tube fenestrations in Baerveldt glaucoma implant surgery: 1-year results compared with standard implant surgery. *J Glaucoma.* 2002;11(4):340-346.

11. Yadgarov A, Menezes A, Botwinick A, et al. Suture stenting of a tube fenestration for early intraocular pressure control after Baerveldt glaucoma implant surgery. *J Glaucoma.* 2018;27(3):291-296.

12. An SJ, Wen JC, Quist MS, et al. Scheduled postoperative ripcord removal in Baerveldt 350 implants: a prospective, randomized trial. *J Glaucoma.* 2019;28(2):165-171.

13. Lind JT, Shute TS, Sheybani A. Patch graft materials for glaucoma tube implants. *Curr Opin Ophthalmol.* 2017;28(2):194-198.

14. Lim KS, Allan BD, Lloyd AW, Muir A, Khaw PT. Glaucoma drainage devices; past, present, and future. *Br J Ophthalmol.* 1998;82(9):1083-1089.

15. Sivak-Callcott JA, O'Day DM, Gass JD, Tsai JC. Evidence-based recommendations for the diagnosis and treatment of neovascular glaucoma. *Ophthalmology.* 2001;108(10):1767-1776

16. Assaad MH, Baerveldt G, Rockwood EJ. Glaucoma drainage devices: pros and cons. *Curr Opin Ophthalmol.* 1999;10(2):147-153.

17. Eid TE, Katz LJ, Spaeth GL, Augsburger JJ. Tube-shunt surgery versus neodymium:YAG cyclophotocoagulation in the management of neovascular glaucoma. *Ophthalmology.* 1997;104(10):1692-1700.

18. Broadway DC, Iester M, Schulzer M, Douglas GR. Survival analysis for success of Molteno tube implants. *Br J Ophthalmol.* 2001;85(6):689-695.

19. Coleman AL, Mondino BJ, Wilson MR, Casey R. Clinical experience with the Ahmed glaucoma valve implant in eyes with prior or concurrent penetrating keratoplasties. *Am J Ophthalmol.* 1997;123(1):54-61.

20. Tai MC, Chen YH, Cheng JH, et al. Early Ahmed glaucoma valve implantation after penetrating keratoplasty leads to better outcomes in an Asian population with preexisting glaucoma. *PLoS One.* 2012;7(5):e37867. doi:10.1371/journal.pone.0037867

21. Panda A, Prakash VJ, Dada T, et al. Ahmed glaucoma valve in post-penetrating-keratoplasty glaucoma: a critically evaluated prospective clinical study. *Indian J Ophthalmol.* 2011;59(3):185-189.

22. Budenz DL, Gedde SJ, Brandt JD, et al. Baerveldt glaucoma implant in the management of refractory childhood glaucomas. *Ophthalmology.* 2004;111(12):2204-2210.

23. Walton DS, Katsavounidou G. Newborn primary congenital glaucoma: 2005 update. *J Pediatr Ophthalmol Strabismus.* 2005;42(6):333-341.

24. Hoffman KB, Feldman RM, Budenz DL, et al. Combined cataract extraction and Baerveldt glaucoma drainage implant: indications and outcomes. *Ophthalmology.* 2002;109(10):1916-1920.

25. Minckler DS, Francis BA, Hodapp EA, et al. Aqueous shunts in glaucoma: a report by the American Academy of Ophthalmology. *Ophthalmology.* 2008;115(6):1089-1098.

26. Wilson M, Mendis U, Smith S, Paliwal A. Ahmed glaucoma valve implant vs trabeculectomy in the surgical treatment of glaucoma: a randomized clinical trial. *Am J Ophthalmol.* 2000;130(3):267-273.

27. Wilson M, Mendis U, Paliwal A, Haynatzka V. Long-term follow-up of primary glaucoma surgery with Ahmed glaucoma valve implant versus trabeculectomy. *Am J Ophthalmol.* 2003;136(3):464-470.

28. Valimaki JO, Ylilehto AP. Molteno3 implantation as primary glaucoma surgery. *J Ophthalmol.* 2014;2014:167564. doi:10.1155/2014/167564

29. Christakis PG, Zhang D, Budenz DL, et al. Five-year pooled data analysis of the Ahmed Baerveldt comparison study and the Ahmed versus Baerveldt study. *Am J Ophthalmol.* 2017;176:118-126.

30. Siegner SW, Netland PA, Urban RC Jr, et al. Clinical experience with the Baerveldt glaucoma drainage implant. *Ophthalmology.* 1995;102(9):1298-1307.

31. Britt MT, LaBree LD, Lloyd MA, et al. Randomized clinical trial of the 350-mm^2 versus the 500-mm^2 Baerveldt implant: longer term results: is bigger better? *Ophthalmology.* 1999;106(12):2312-2318.

32. Heuer DK, Lloyd MA, Abrams DA, et al. Which is better? One or two? A randomized clinical trial of single-plate versus double-plate Molteno implantation for glaucomas in aphakia and pseudophakia. *Ophthalmology.* 1992;99(10):1512-1519.

33. Hinkle DM, Zurakowski D, Ayyala RS. A comparison of the polypropylene plate Ahmed glaucoma valve to the silicone plate Ahmed glaucoma flexible valve. *Eur J Ophthalmol.* 2007;17(5):696-701.

34. Law SK, Nguyen A, Coleman AL, Caprioli J. Comparison of safety and efficacy between silicone and polypropylene Ahmed glaucoma valves in refractory glaucoma. *Ophthalmology.* 2005;112(9):1514-1520.

第 15 章

儿童期青光眼：
手术治疗进展

引 言

儿童期青光眼的手术治疗在很大程度上取决于青光眼的类型及患者因素,如发病年龄和医学合并症。传统观点认为,原发性先天性青光眼是一种外科疾病,药物治疗只作为临时措施[1-3]。基于房角的手术,如房角切开术和小梁切开术,作为原发性先天性青光眼的首选治疗方法被广泛接受,因为它已被证明能使 IOP 基本正常化[2-5]。然而,在选择适当的手术方案以最有效地解决病变时,仔细辨别儿童眼睛的青光眼类型至关重要。

麻醉下检查

对于年幼的患者或无法充分配合临床检查的患者,在麻醉下检查(EUA)是必要的。EUA 提供了一个仔细检查眼睛、进行眼轴长度测量和拍照摄影的机会。重要的是,患者应该被知情同意,如果需要的话,会同时检查和手术,以便于如果需要手术,可以在同一麻醉期间进行。与父母或监护人讨论在儿童青光眼护理中经常需要连续 EUA 和多次手术, 是很重要的。此外,除了手术本身的风险外,年龄较小的儿童多次暴露于全身麻醉也存在风险[6]。

标准 EUA 涉及麻醉诱导时的 IOP 测量, 如果患者情况稳定,通常在放置静脉注射或气管插管之前测量,可以尽量减少麻醉对 IOP 的影响。一旦建立全身麻醉,就需要进行角膜直径测量并仔细检查 IOP 升高带来的角膜体征(如角膜水肿和 Haab 纹)。后照明经常有助于观察到最初手持裂隙灯检查时可能看不到的细微哈伯纹;但是这通常需要患者散瞳后再评估。然后采用手持裂隙灯配合间接房角镜或直接房角镜(如 Koeppe 房角镜)检查房角解剖结构。Koeppe 房角镜提供了一个高倍率视角,便于观察细微的房角结构和术后房角变化。然后对患者进行散瞳, 如果有 RetCam 3 的话, 应使用 RetCam 3(Natus Medical Incorporated)进行眼底检查并拍照记录。如果没有,可以将房角镜放置在眼睛上,使用中央透明透镜,通过散大瞳孔,也可以观察视神经。如果正在记录病例,可以使用定格帧记录视神经。在 3 岁以下的儿童中,未控制的 IOP 将导致眼球突出,所以采用超声生物测量进行眼轴向长度(AL)测量。在标准化眼生长图上的绘图可以将每只眼睛的 AL 与匹配的正常值进行比较[7]。当随访 3 岁以下的患者以确定疾病的稳定性时，连续 AL 测量非常重要。眼睛之间的不对称 AL 差值也可能有助于疾病的诊断和监测。由于眼睛的生长会导致轴性近视，因此在随访时，也可以使用检影镜检查，但不如 AL 读数精确。不对称疾病经常导致严重弱视，造成视觉发育不良。弱视的监测和治疗与视盘疾病的治疗同样重要。

手术方式

房角手术

房角切开术

现代治疗先天性青光眼的第一个房角手术是房角切开术（图 15-1），由 Otto Barkan 于 20 世纪 40 年代发明[8,9]。在此

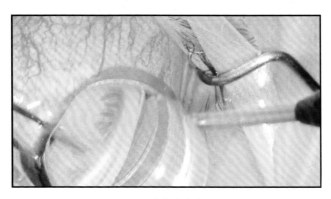

图 15-1　手术房角切口。

之前,由于缺乏可行的治疗方案,这些患者的视力预后非常差,失明率超过 80%[9]。他的研究描述了使用内路小梁切开术切割小梁网(TM)的技术,在治疗的 17 只眼睛中,他报告 16只(94%)IOP 正常化[8]。据报道,从那时起房角切开术(1 轮或多轮)的成功率变为 86%~95%[10-12]。

目前房角切开术与 Barkan 的描述非常相似,只是做了一些修改。在患者处于全身麻醉的情况下,以眼科手术的经典方式准备和遮盖眼睛,外科医生应坐在患者的颞侧,以便充分到达鼻侧房角,不过也可以在其他象限或某些情况下进行手术。记住,清晰透明的角膜是房角切开术成功的最基本要求。开始手术前应仔细检查角膜,因为角膜可能存在水肿或哈伯纹,这可能会使手术视野模糊。应该使用无菌手术直接房角镜确认房角的视角,然后再进行切开。一些外科医生选择清除角膜上皮或应用甘油来改善视野,据报道成功率很高[13]。此外,术前可能需要对 IOP 进行药物治疗,以减少角膜水肿并确保良好的手术视野。也可以行前房穿刺术,来控制IOP 恢复正常,角膜可能会足够清晰,有助于内路手术的成功。

角膜刀或 15°手术刀片用于创建与透明角膜白内障手术切口相似的颞侧透明角膜切口,宽度约为 2.4mm。切口应与角膜缘保持足够的长度和距离,以避免虹膜脱垂。扩大切口的内部边缘有助于实现更宽的治疗范围。前房内注入不含防腐剂的利多卡因可能有助于术后疼痛控制,并且在手术过程中需要较少的静脉注射药物。请注意,前房内注入利多卡因可能会散大瞳孔。缩瞳剂(如乙酰胆碱氯化物 1:1000 或卡巴胆碱)可以注入以收缩瞳孔,开放房角,并保护晶状体。高黏性的黏弹剂用于充分加深前房。根据使用的房角镜不同,可能需要倾斜显微镜以观察房角。患者的头部也向远离外科医生的方向倾斜。然后，用黏弹剂将手术房角镜放置在眼表面，以便于观察鼻侧房角。增加手术显微镜的放大倍率对于充分观察房角结构细节至关重要。黏弹剂注射器上的25G针头，穿过角膜切口跨过眼睛，注意避免触及虹膜或晶状体。为了避免损伤晶状体，如果可能的话，建议将针头跨越虹膜而不是瞳孔。针头应于仅靠 Schwalbe 线后方的前部小梁网进针。切开以正手方式延伸（即右至左，对于惯用右手的外科医生）至少 4 个钟点（120°）。只要不影响观察，可以旋转眼睛和房角镜，以实现更广的治疗范围。成功的房角切开术将显示房角变宽，翻转在后部小梁上，缓慢后出血。一旦切开，从眼睛取出针头，用 10-0 尼龙或 10-0 聚乳酸缝线缝合角膜切口。剩余的黏弹剂可以使用平衡盐水溶液从前房中冲洗出来。此时，应注意切开处的后出血。于下方 Tenon 囊下或球结膜下注射类固醇激素和抗生素（通常为曲安奈德 10mg/mL 和头孢唑林 100mg/mL），术后管理包括使用局部抗生素和局部类固醇。

小梁切开术

20 世纪 60 年代，Moorsfield 眼科医院的 Redmond Smith 和爱荷华大学的 Hermann Burian 同时发明了小梁切开术。Smith 的技术采用内路方式进入 Schlemm 管，并穿入细尼龙缝线。他将尼龙线在一个方向上穿了几个钟点范围，然后通过 SC 上的另一个切口将其暴露，并在相反的方向上重复相同的步骤。在两条线尾都外露的情况下，他拉紧缝线，导致"尼龙线"穿过 SC 的前内壁，完成小梁切开术[14]。虽然Burian 的方法类似，但他使用了一种新装置，命名为小梁切开刀（图 15-2），并创造了术语"外路小梁切开术"来描述该过程[15]。

为了进行小梁切开术，需要在上方象限或颞侧象限行3~4个钟点范围的球结膜环切术，直至裸露巩膜。水下双极电凝烧灼用于止血。使用15°角刀或67#海狸刀片创建一个一定厚度的三角形或梯形巩膜瓣。抬起巩膜瓣，提高放大倍数，以便识别SC的纤维，这些纤维通常表现为角膜缘后环绕一周的细小白色纤维。在SC上小心地切开，直到外壁被去除并可见房水流出。然后行角膜穿刺，并注射缩瞳剂和黏弹剂。

随着牵引缝线的释放，可通过多种方法进行小梁切开术，如使用Harms 小梁切开刀[16]（Rumex 显微外科眼科器械）、6-0 聚丙烯缝线[17]或光纤照明导管[18]。许多人更喜欢在可能的情况下使用 iTrack 250A（iScience Interventional）微导管，因为发光的尖端提供了一个指引，以确保光纤遵循正确的路线穿行在SC 中（图 15-3）。Harms 小梁切开刀可轻轻放置在 SC 的切割端，以准确鉴别。试着轻轻旋转小梁切开刀的尖端，以确

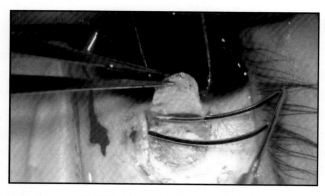

图 15-2 Harms 小梁切开刀被应用于外路小梁切开术中。SC 上覆盖的巩膜纤维带用蓝点标记。

认是否放置在 SC 中，从而感受到轻微的前后阻力，这对辨别是否在管内是很有帮助的。移除小梁切开刀后，将闪烁红光的微导管尖端引入管内，并轻轻穿行，直到其完全穿行一周并从另一端取出。装置应在管内顺滑通过，不应向后或向前行进。用无齿钳子抓住微导管的两端，并向相反方向轻轻拉动，以进行 360° 小梁切开术，并逐渐将微导管完全取出。

如果 iTrack 250A 装置未能正确穿行，则可使用 Harms 小梁刀进行小梁切开术。一旦置入 SC 内，小梁切开刀缓慢向内旋转，将会在很少或没有阻力的情况下进入前房。然后用反向的小梁切开刀处理相反方向的切口。Harms 小梁切开刀一般将实现 120°~150° 治疗。表 15-1 总结了在决定行房角切开术和小梁切开术时的利与弊。

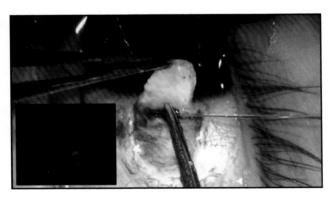

图 15-3　使用光纤微导管的小梁切开术。左下角的图片是在手术期间的同一点拍摄的，当红色光纤尖端穿过全周 SC 的整个长度时，如何调整显微镜光线亮度使其易于观察。

表 15-1　利与弊		
	利	弊
房角切开术	无须处理结膜	要求透明角膜
	解剖精准	必须鉴别房角结构
	附近组织较少损伤	要求房角手术的经验
	手术操作快	
	原发性先天性青光眼的	
	高成功率	
外路全周小梁切开术	不要求透明角膜	更多附近组织损伤
	手术技术类似于小梁切	包括结膜处理
	除术	存在不能准确定位
	能够在一次治疗中治疗	SC
	360°	可能出现低 IOP

房角镜辅助下光纤引导的小梁切开术和其他微创青光眼手术装置

虽然房角镜辅助下光纤引导的小梁切开术不常用于儿童期青光眼的治疗,但如果角膜清晰且术野允许,则可以进行,以实现 360°小梁网的治疗。然而,美国和世界其他国家的一些研究小组将房角镜辅助下光纤引导的小梁切开术作为原发性先天性青光眼和青少年开角型青光眼的一线治疗。

目前,在美国有几种设备可以获得并帮助手术医生,如 OMNI 青光眼治疗系统 (Sight Sciences)、小梁消融术 (NeoMedix)和 Kahook 双刃刀((New World Medical)。直到本书出版之时,没有证据表明,在儿童青光眼人群中,这些装置中的任何一种比单纯的房角切开术或小梁切开术更能提高手术效果。

引流管植入术

尽管房角手术的成功率很高,但在房角手术失败、房角手术有很高概率失败或不能行房角手术的继发性青光眼患者经常会行引流管植入术。此外,由于小梁切除术后出现滤过泡相关并发症的终生风险,越来越多的难治性青光眼儿童患者,使用引流管植入术作为小梁切除术的替代方法。研究表明,使用 Baerveldt 植入物((Johnson & Johnson Vision)的手术成功率在 70%~86%;然而,术后使用抗青光眼眼药是常见的[19-21]。并发症包括低 IOP、引流管接触角膜引起的角膜内皮失代偿、植入物移位和管暴露[1,21]。有证据表明,如果在 3 岁以后植入引流管,结果将会更好,可能是由于进行性眼球突出引起的引流管相关并发症较少,如导管移动或错位[1,22,23]。然而,如果儿童在 3 岁之前需要进行引流管植入术,这通常是因为疾病本身更容易进展或更严重。

手术医生可使用几种装置。一种经常被使用的装置是 350mm² Baerveldt,通常是因为这些眼睛扩张,可以容纳较大的植入物。手术技术类似于成人植入引流管使用的技术,注意直到引流盘周围囊袋形成前,要确保引流管完全结扎(通常使用 7-0 可吸收缝线)。如果发生脉络膜渗漏的风险较高,如 Sturge-Weber 相关性青光眼,可采用分期方法,先将引流盘固定在眼球上,并将引流管反折回到引流盘下。一旦引流盘周围形成囊袋,需要在 6~8 周后再次手术,将导管植入眼睛中,并用修补移植物覆盖它。另一种方法是,一些外科医生使用闭孔器,也称为撕裂索[24],将 3-0 Prolene 不可吸收缝线穿过 Baerveldt 的管腔,然后使用可吸收或尼龙线将管绑在不可吸收缝线周围,以确保植入时水密状态。3-0 Prolene 不可吸收缝线的另一端在结膜闭合过程中暴露在结膜外。以后可以拉出 Prolene 缝线,以可控的方式打开植入物,而无须进行广泛解剖。这些操作对于年龄较大的合作的儿童在诊室即可完成,或者即使进手术室,也会很快完成。Molteno 植入物(Nova Eye Medical)为无瓣膜植入物,需要考虑的因素与Baerveldt 植入物相似。

Ahmed 青光眼植入物(New World Medical)具有更小的儿童尺寸,即 Ahmed FP8,但通常也可以使用成人尺寸的FP7。Ahmed 植入物不需要结扎,植入后立即开始发挥作用。一般而言,Ahmed FP7 装置的成功率和并发症与Baerveldt 植入物相似 [25,26];然而,有一些证据表明,在这些患者中,Baerveldt 产生更低的 IOP[27],这也将留给医生一个选择,去确定使用哪种植入物。

滤过手术

在引流管手术日益普及之前,小梁切除术一直被作为房角手术的主要替代方法,但成功率各不相同。使用丝裂霉素 C 的现代技术报告的成功率在 39%~95%,平均约为 70%[28-33]。然而,尽管丝裂霉素 C 的使用提高了成功率,但同时也增加了并发症,如低 IOP、滤泡漏、浅前房、脉络膜渗漏、低 IOP 性视网膜病变、形成白内障和眼内炎[30-32]。越来越多的证据表明,1 岁以下和无晶状体眼预示着较低的成功率和较高的并发症发生率[30,34]。婴儿的愈合反应是不可预测的,尽管一些患者使用了抗代谢药物,但仍会产生早期瘢痕,而一些患者则会出现低 IOP 和大的贫血滤过泡[1]。

由于小梁切除术的不可预测性、缝线溶解的问题及滤过泡相关并发症的终生风险,在难治性儿童青光眼中,尤其在 1

岁以下的患者中，许多外科医生更愿意选择引流管植入术。

一些外科医生开始在儿童青光眼中使用可在结膜下滤过的微创植入物[Xen 45(Allergan)和 InnFocus]；然而，相关数据非常有限。

睫状体破坏手术

当改善小儿患者房水流出的方法，包括药物和手术都失败时，睫状体破坏性手术可通过减少房水形成来控制IOP[35]。成功的主要障碍是狭窄的治疗窗口。最严重的并发症是过度治疗，导致慢性低 IOP，最终造成眼球萎缩[36]。行引流管植入术后，眼睛有了明确的流出通道，睫状体破坏性手术往往是最有效的。

进行睫状体光凝术，通常使用 Iridex Cyclo G6 青光眼激光系统(Iridex Corp)连续波 G 探头。使用 1100~1400mW 能量，持续时间 4000ms，共治疗 14~21 个点。注意避开 3:00 和 9:00 位置，以避免损伤睫状神经。治疗能量应设为最低。如果听到"砰"声，则表明睫状体受到过度治疗。能量应从 50mW 逐渐递减，直到听不到"呼"声。

微脉冲 P3 探头的微脉冲激光(Iridex 公司)是一种较新的选择，但应用于儿童的数据有限。

内路睫状体光凝术通常用于成人，Endo Optiks 显微内镜(Beaver Visitec International)也可用于儿童。其治疗的好处是直接治疗睫状突，从而最大限度地减少总能量输送和术后炎症。主要缺点是需要角膜切口，并伴有与内眼手术相关的额外风险。如果初始治疗未能产生预期的 IOP 降低或效果随时间减弱，则可以重复使用。然而，需要记住，避免再治疗时治疗过量，以减少发生低 IOP 的风险。

在任何睫状体破坏性手术后，控制炎症至关重要。一些手术医生在病例治疗结束时常规给予结膜下地塞米松和局部阿托品，并在术后 2~4 周内每日使用 4 次 1%醋酸泼尼松龙滴眼，随后每周逐渐减量。

参考文献

1. Allingham RR. Medical and Surgical Treatments for Childhood Glaucoma. In: Allingham RR, ed. *Shields' Textbook of Glaucoma*. 5th ed. Lippincott Williams & Wilkins; 2005:626-643.

2. Haas J. Principles and problems of therapy in congenital glaucoma. *Invest Ophthalmol*. 1968;7(2):140-146.

3. Scheie HG. The management of infantile glaucoma. *AMA Arch Ophthalmol*. 1959;62(1):35-54.

4. Scheie HG. Goniopuncture: an evaluation after eleven years. *Arch Ophthalmol*. 1961;65:38-48.

5. Hu M, Wang H, Huang AS, et al. Microcatheter-assisted trabeculotomy for primary congenital glaucoma after failed glaucoma surgeries. *J Glaucoma*. 2019;28(1):1-6.

6. Flick RP, Katusic SK, Colligan RC, et al. Cognitive and behavioral outcomes after early exposure to anesthesia and surgery. *Pediatrics*. 2011;128(5):e1053-e1061.

7. Chang I, Caprioli J, Ou Y. Surgical management of pediatric glaucoma. *Dev Ophthalmol*. 2017;59:165-178.

8. Barkan O. Operation for congenital glaucoma. *Am J Ophthalmology*. 1942;25:552-568.

9. Barkan O. Goniotomy for congenital glaucoma; urgent need for early diagnosis and operation. *J Am Med Assoc*. 1947;133(8):526-533.

10. Russell-Eggitt IM, Rice NS, Jay B, Wyse RK. Relapse following goniotomy for congenital glaucoma due to trabecular dysgenesis. *Eye (Lond)*. 1992;6(Pt 2):197-200.

11. Shaffer RN. Prognosis in primary infantile glaucoma (trabeculodysgenesis). In: Krieglstein GK, Leydhecker W, eds. *Glaucoma Update II*. Springer-Verlag; 1983:185-188.

12. Rice NS. The surgical management of the congenital glaucomas. *Aust J Ophthalmol*. 1977;5:174.

13. Shaarawy TM SM, Hitchings RA, Crowston JG. *Glaucoma: Surgical Management*. Vol 2. 2nd ed. Elsevier; 2015.

14. Smith R. A new technique for opening the canal of Schlemm. Preliminary report. *Br J Ophthalmol*. 1960;44:370-373.

15. Burian HM. A case of Marfan's syndrome with bilateral glaucoma. With description of a new type of operation for developmental glaucoma (trabeculotomy ab externo). *Am J Ophthalmol*. 1960;50:1187-1192.

16. deLuise VP, Anderson DR. Primary infantile glaucoma (congenital glaucoma). *Surv Ophthalmol*. 1983;28(1):1-19.

17. Beck AD, Lynch MG. 360 degrees trabeculotomy for primary congenital glaucoma. *Arch Ophthalmol*. 1995;113(9):1200-1202.

18. Sarkisian SR Jr. An illuminated microcatheter for 360-degree trabeculotomy [corrected] in congenital glaucoma: a retrospective case series. *J AAPOS*. 2010;14(5):412-416.

19. Netland PA, Walton DS. Glaucoma drainage implants in pediatric patients. *Ophthalmic Surg.* 1993;24(11):723-729.
20. Fellenbaum PS, Sidoti PA, Heuer DK, et al. Experience with the baerveldt implant in young patients with complicated glaucomas. *J Glaucoma.* 1995;4(2):91-97.
21. Donahue SP, Keech RV, Munden P, Scott WE. Baerveldt implant surgery in the treatment of advanced childhood glaucoma. *J AAPOS.* 1997;1(1):41-45.
22. Krishna R, Godfrey DG, Budenz DL, et al. Intermediate-term outcomes of 350-mm(2) Baerveldt glaucoma implants. *Ophthalmology.* 2001;108(3):621-626.
23. Chen A, Yu F, Law SK, et al. Valved glaucoma drainage devices in pediatric glaucoma: retrospective long-term outcomes. *JAMA Ophthalmol.* 2015;133(9):1030-1035.
24. Sherwood MB, Smith MF. Prevention of early hypotony associated with Molteno implants by a new occluding stent technique. *Ophthalmology.* 1993;100(1):85-90.
25. Coleman AL, Mondino BJ, Wilson MR, Casey R. Clinical experience with the Ahmed glaucoma valve implant in eyes with prior or concurrent penetrating keratoplasties. *Am J Ophthalmol.* 1997;123(1):54-61.
26. Englert JA, Freedman SF, Cox TA. The Ahmed valve in refractory pediatric glaucoma. *Am J Ophthalmol.* 1999;127(1):34-42.
27. El Gendy NM, Song JC. Long term comparison between single stage Baerveldt and Ahmed glaucoma implants in pediatric glaucoma. *Saudi J Ophthalmol.* 2012;26(3):323-326.
28. Fulcher T, Chan J, Lanigan B, Bowell R, O'Keefe M. Long-term follow up of primary trabeculectomy for infantile glaucoma. *Br J Ophthalmol.* 1996;80(6):499-502.
29. Mandal AK, Walton DS, John T, Jayagandan A. Mitomycin C-augmented trabeculectomy in refractory congenital glaucoma. *Ophthalmology.* 1997;104(6):996-1001; discussion 1002-1003.
30. Freedman SF, McCormick K, Cox TA. Mitomycin C-augmented trabeculectomy with postoperative wound modulation in pediatric glaucoma. *J AAPOS.* 1999;3(2):117-124.
31. Sidoti PA, Belmonte SJ, Liebmann JM, Ritch R. Trabeculectomy with mitomycin-C in the treatment of pediatric glaucomas. *Ophthalmology.* 2000;107(3):422-429.
32. al-Hazmi A, Zwaan J, Awad A, et al. Effectiveness and complications of mitomycin C use during pediatric glaucoma surgery. *Ophthalmology.* 1998;105(10):1915-1920.
33. Agarwal HC, Sood NN, Sihota R, Sanga L, Honavar SG. Mitomycin-C in congenital glaucoma. *Ophthalmic Surg Lasers.* 1997;28(12):979-985.
34. Susanna R, Jr., Oltrogge EW, Carani JC, Nicolela MT. Mitomycin as adjunct chemotherapy with trabeculectomy in congenital and developmental glaucomas. *J Glaucoma.* 1995;4(3):151-157.
35. Bock CJ, Freedman SF, Buckley EG, Shields MB. Transscleral diode laser cyclophotocoagulation for refractory pediatric glaucomas. *J Pediatr Ophthalmol Strabismus.* 1997;34(4):235-239.
36. Hamard P, May F, Quesnot S, Hamard H. [Trans-scleral diode laser cyclophotocoagulation for the treatment of refractory pediatric glaucoma]. *J Fr Ophtalmol.* 2000;23(8):773-780.

扫码获取
· 医学资讯
· 行业社群
· 推荐书单

第 16 章

青光眼里程碑式试验

引 言

里程碑式的试验值得仔细研究,以便了解当前最佳诊疗的基础。本章将针对 7 项研究进行综述,包括高 IOP 研究(OHTS)、早期青光眼试验(EMGT)、晚期青光眼干预研究、青光眼初始治疗协作研究(CIGTS)、正常 IOP 青光眼协作研究(CNTGS)、青光眼激光试验和欧洲青光眼预防研究。本章并非全面回顾文献,而是提供一个框架理解几个关键青光眼试验的主要发现和临床意义。

高 IOP 研究(2002 年)

综述

OHTS 试验是第一个前瞻性随机临床试验,旨在证实治疗高 IOP 患者降低未来发展为青光眼的可能性的效果。OHTS 试验招募了 1636 名来自美国各地 22 个临床中心的年龄在 40~80 岁的参与者。参与者被随机分为 2 组,治疗组接受局部降 IOP 治疗,目标是从基线水平降低至少 20% 的 IOP,IOP 为 24mmHg 或更低,对照组在治疗期间仅进行随访观察。所有患者具有完整的视野,以及检查中看起来外观正常的视神经（此时无法获得光学相干断层扫描）。一只眼睛的基线 IOP 在 24~32mmHg,另一只眼睛的基线 IOP 在 21~32mmHg。每 4 名患者中就有 1 名 OHTS 研究对象为黑人[1,2]。

5 年后,治疗组和对照组的平均 IOP 分别下降了 22.5% 和 4%。根据最初的研究,治疗组和对照组最终有 4.4% 和 9.5% 的患者在 5 年后被诊断为青光眼。

原始研究的多变量分析表明,发展为青光眼的预测因素包括年龄较大、基线 IOP 较高、中央角膜厚度较低、较大基线杯盘比及视盘出血的存在。那些具有很少或没有这些危险因素的患者进展为青光眼的风险较低（在 5 年后低至 1%~2%）;相比之下,具有高危险因素的人群中,进展为青光眼的风险高达 25%~35%[1]。然而,研究人员无法确定在预测发展为早期青光眼方面,哪个单一危险因素是决定性的。

有几个次要结论值得注意。首先,黑人个体被发现患开角型青光眼的风险更高,因为他们具有更薄的角膜中央厚度和更大杯盘比。然而,在多变量分析中,种族并不是青光眼发生的独立危险因素。此外,虽然青光眼诊断的最初要求包括 2 次视野检查中存在可重复的视野缺损,但研究人员发现,这些视野缺陷经常在第 3 次视野检查中消失[3]。因此,新的青光眼被诊断需要 3 次视野检查结果异常。最后,持续 13 年的原始 OHTS 研究发现,视盘出血与青光眼的进展相关。在这些视盘出血的患者中,13 年来原发性开角型青光眼的累积发病率为 25.6%,而无视盘出血者为 12.9%[4]。

局限性和评论

高风险组和低风险组的患者具有相似的 IOP 降低目标。关于是否高风险组患者可能受益于按比例更积极的IOP 降低目标,这一点可能需要进一步研究。此外,不到 10%的患者有发展为青光眼的风险,研究数据表明,开始治疗时间不会影响结果。因此,何时开始治疗的决定仍然可以根据临床情况决定。最后,研究人员最初设定了高标准,以便在参与者中对青光眼进行新的诊断。然而,在研究过程中,标准发生了变化,变得更加严格。

早期青光眼试验(1999 年)

综述

早期青光眼试验研究目的是确定早期、晚期或未治疗的新诊断青光眼患者的效果。这项研究从瑞典基于人群的筛查中招募了 255 名年龄在 50~80 岁的新诊断、初始治疗的青光眼患者。本研究仅包括那些平均 IOP 低于30mmHg,且双眼均不大于 35mmHg 的患者。患者被随机分为局部使用 β 受体阻滞剂或氩激光小梁成形术治疗组,以及直到 3 次可重复的中央 30–2 视野出现进展迹象或由分级者在 3 次眼底照片上确定的视盘损伤进展的有(或无)治疗的观察组。大约 2/3 的受试者是女性, 每 10 名受试者中有 1 名患有假性剥脱性青光眼。基线时,参与者的平均 IOP 为20.6mmHg[5]。

研究表明,从最初诊断到最早可检测的疾病进展平均需要 4 年[5]。在发现有视野进展的患者中,与基线比较,平均中位偏差变化为 –1.93dB[6]。

观察组 62% 的患者和初始治疗组 45% 的患者检测出青光眼进展[5]。总体而言,作者得出结论,IOP 下降至少 25%(平均 5mmHg)的患者视野进展风险可降低 50%。此外,IOP 每降低 1mmHg,进展风险就会降低。无论基线 IOP、年龄和进入研究时的疾病分期如何,患者均存在降低 IOP 的保护效果[7]。

事后分析得出了几个有趣的结论。首先,假性剥脱性青光眼的唯一危险因素是随着时间的推移 IOP 逐渐升高(大约每年增加 1mmHg),而且与入组时较高的基线平均 IOP 相关(24mmHg,而无假性剥脱性青光眼的患者为 20mmHg)[7]。其次,薄的中央角膜厚度与原发性开角型青光眼进展相关,低血压与正常 IOP 性青光眼进展相关[8]。

局限性和评论

首先,所有研究参与者都是从瑞典中心招募的,因此,可能无法推广到其他人群。此外,尽管研究强调了降低 IOP 治疗对降低青光眼进展风险的重要性,但数据分析也表明,尽管进行了治疗,但仍有不到一半的患者发生了进展。青光眼进展率高的部分原因可能是检测视野进展的标准过于敏感,不管视野缺损的模式如何,其中至少 3 个测试点在 2 次连续测试中显示进展。此外,降低 IOP 的目标可能不充足,或者还有其他进展风险因素有待阐明。最后,由于仅使用氩激光小梁成形术和倍他洛尔来降低 IOP,因此无法证实这些结果是否适用于其他形式的降眼压治疗。

晚期青光眼干预研究(1994 年)

综述

晚期青光眼干预研究目的是确定晚期青光眼的手术顺序是否影响进展风险。试验招募了 591 名年龄在 35~80 岁的晚期开角型青光眼患者(789 只眼),其中至少 1 只眼接受最大耐受量药物治疗,同时伴有持续性 IOP 升高、视野恶化和(或)视神经恶化。患者被随机分配接受氩激光小梁成形术(ALT),然后进行 2 次小梁切除术(A–T–T)或小梁切除后进行 ALT,然后进行额外的小梁切除手术(T–A–T)。如果在前一步治疗中 IOP 未达到 18mmHg 的目标 IOP,则继续进行每个后续治疗步骤。超过一半的患者是黑人;与白人患者相比,该亚组患者总体上更年轻,更有可能存在血管风险因素和更差的基线视野缺陷。患者随访至少 8 年[9]。

总体而言,研究人员发现,分配到 T–A–T 手术顺序组的患者平均 IOP 较低。然而,亚组分析显示,与 A–T–T 手术顺序组相比,T–A–T 手术顺序组的黑人患者而非白人患者更有可能进展。在随访的前 30 个月内,A–T–T 手术顺序组的黑人患者的视野缺损评分有所改善。此外,与白人患者相比,黑人患者更有可能经历滤过手术失败[10,11]。

对数据的事后分析表明,与未患青光眼的患者相比,平均和(或)一致发现 IOP 大于或等于 18mmHg 的晚期青光眼患者更有可能经历视野进展[12]。此外,糖尿病患者的小梁切除术失败的可能性更大[13]。

局限性和评论

在研究招募和登记的前 2 年(1990 年之前),抗代谢药物通常不用于小梁切除术;然而,1990 年后开始应用 5-氟尿嘧啶,1991 年后开始应用丝裂霉素 C。由于这些变化,本研究的结果不能明确推广到当前的最佳实践。研究人员得出结论,医生应该推荐 ALT,而不是小梁切除术,作为黑人晚期青光眼患者的一线治疗。然而,进一步的回顾研究表明,如果初始给予 ALT 治疗,所有种族似乎都需要额外干预(如 30% 的黑人患者和 39% 的白人患者)。同样,尽管黑人患者在第一次小梁切除术后,需要额外干预的可能性稍高,与初始 ALT 治疗相比,两个种族在第一次小梁切除术后需要额外干预的可能性都较小(18% 的黑人患者和 13% 的白人患者)。此外,由于这项研究是在小梁切除术不断发展的时代进行的,目前尚不清楚与过去不使用抗代谢药物的手术相比,使用抗代谢药的小梁切除术是否能更好地防止黑人患者的视野进展。

青光眼初始治疗协作研究(1999 年)

综述

CIGTS 的目标是确定新诊断的开角型青光眼患者能否获益,比较早期开始局部降 IOP 治疗与早期手术干预的效果。CIGTS 试验从美国 11 个临床中心招募了 607 名新诊断为开角型青光眼的患者,年龄在 25~75 岁,他们接受了总共不到 2 周的降 IOP 治疗。要求患者的 IOP 至少为 20mmHg,并伴有可重复的视野缺损,或 IOP 为 27mmHg 并伴有视盘凹陷。然后将患者随机分为两个治疗组:第一组接受小梁切除术,使用或不使用 5-氟尿嘧啶,第二组根据基线 IOP 和视野缺损情况接受逐步局部降 IOP 治疗方案。40%的受试者是黑人,37%的患者有青光眼家族史,平均 IOP 为 27mmHg,杯盘比约为 0.7[14]。

尽管与首先接受小梁切除术的患者相比,接受药物治疗的患者往往在视野方面有初步改善,但后来的研究表明,两组之间的视野进展率相对可比[15]。随机分入手术组的患者平均 IOP(13~14mmHg)低于药物治疗组的患者(17~18mmHg)[16]。

对数据的事后分析揭示了几个值得关注的趋势。首先,无论患者被随机分配到哪组,最终所有患者中都有 21%~25%的患者被检测到视野进展[15]。此外,8 年后,接受初次手术治疗患者有 16%显示视野改善,而接受药物治疗的患者中仅有不到 12%显示视野改善。尽管如此,在同一时间段,两组中均有较大比例的患者表现出视野丧失(每个组的 $P<0.01$)[17]。第二,招募时轻度至中度视野缺陷的患者在两个治疗组中的表现相同,而那些视野缺陷更严重(−10 dB)的患者如果被分配在手术治疗组中,则有较小可能出现视野进展[15]。最后,在药物治疗组,最大 IOP 和 IOP 范围被发现与患者视野进展更快相关,但是手术治疗却没有这种相关性[16]。

局限性和评论

用于定义研究人群的资格标准是足够广泛的,包括一些可能患有高 IOP 但没有青光眼视野改变的患者。因此,很难确定研究中的所有患者是否真正代表了那些适合行滤过手术的青光眼患者。

正常 IOP 青光眼协作研究（1998 年）

综述

CNTGS 的目的是确定降低 IOP 的药物或手术治疗是否能减少正常 IOP 青光眼进展的风险。研究招募了 140 名正常 IOP 青光眼患者，记录有青光眼疾病进展史、威胁固视点的视野缺陷或新的视盘盘周出血。患者被随机分配接受药物治疗（不包括 β 受体阻滞剂和肾上腺素能药物）或手术治疗，使 IOP 比基线降低 30%，对照组未进行任何治疗。总体而言，招募受试者的平均 IOP 为 16mmHg。生存分析显示，与接受降 IOP 治疗的患者相比，在研究期间未接受治疗的患者进展的可能性显著升高（35% 对 12%），而且进展出现更早（4.6 年对 7.4 年）[18]。

不幸的是，在研究期间，治疗组的患者发生白内障的可能性更大。因此，作为一个原始意向治疗分析中的主要终点，由于继发于白内障的非特异性普遍视野进展，作者无法证明两组之间视野进展的风险存在统计学显著差异。然而，通过截取对白内障所致进展性中心视力丧失患者的数据分析，作者证实，与未接受此类治疗的对照组相比，接受药物和（或）手术降低 IOP 治疗的患者视野进展减少[19]。

局限性和评论

CNTGS 的局限性在于初始设计和患者招募。也就是说，虽然研究人员称该试验为"正常 IOP"青光眼的研究，但招募的受试者的 IOP 可能高达 24mmHg，而且研究中并未测量和考虑中央角膜厚度。此外,先前的研究似乎表明视盘盘周出血与青光眼进展相关,但不等同于进展,本研究的作者将视盘盘周出血作为潜在的入选标准。

青光眼激光试验(1990年)

综述

青光眼激光试验旨在确定新诊断开角型青光眼接受初始局部降 IOP 药物或激光小梁成形术治疗,导致疾病进展的可能性较低。这个多中心试验,在美国招募了 271 名患者共 542 只眼睛,并将每位患者的一只眼睛随机分为每天 2 次滴用 0.5%马来酸噻吗洛尔局部治疗,另一只眼睛接受氩激光小梁成形术[20]。

经过 2 年的随访,56%的初次激光小梁成形术治疗的眼睛和 70%的单独使用噻吗洛尔治疗的眼睛需要升级降IOP 治疗[20]。随机分配接受氩激光小梁成形术的眼睛比随机接受局部药物治疗组具有较好的视野结果(高于平均阈值 0.3dB)[21]。长期随访(中位时间为 7 年)显示,激光治疗组比局部药物治疗组患者的 IOP 下降 1.2mmHg,视野改善高0.6dB,杯盘比改善多 0.01[22]。

局限性和评论

由于该试验设计为配对研究形式,因此数据不能控制替莫洛尔局部治疗对另一只眼睛的小而显著的交叉效应,也不能排除激光小梁成形术对对侧眼影响的可能性[23]。

欧洲青光眼预防研究(2002 年)

综述

　　欧洲青光眼预防研究旨在证实与安慰剂组相比，高 IOP 的患者接受降 IOP 治疗是否降低了进展为青光眼的风险。这项基于欧洲的前瞻性多中心试验招募了1081 名 30 岁以上、IOP 在 22~29mmHg、视野和视盘正常的患者。患者被随机分配接受多唑胺或安慰剂滴眼液，每日 3 次[24]。

　　经过 5 年的随访，发现治疗组(多唑胺)患者的平均IOP 比基线降低了 22%，而安慰剂组的患者平均 IOP 降低了 19%。在连续视盘拍照或视野上显示进展累积概率：治疗组 13.4%，而安慰剂组 14.1%，无显著统计学差异[25]。

局限性和评论

　　尽管该研究最初招募了大量受试者，但最终确实遇到了严重的随访失访，超过一半的受试者在达到最终终点之前退出了研究。有趣的是，作者还指出基线 IOP 较高的患者更有可能退出研究。因此，虽然发现治疗组和安慰剂组的平均 IOP 降低程度相似，但这可能是由于 IOP 高的患者选择性随访失访较多，从而夸大了药物组和安慰剂治疗组降低 IOP 的益处[26,27]。

　　此外，由于降 IOP 治疗并不适合于每个个体治疗反应，也没有为研究参与者制订降 IOP 目标，因此单一药物并不明显优于安慰剂也就不足为奇了。

结 论

本章回顾了这些在青光眼方面影响深远的试验。在临床上理解和应用这些研究时必须格外小心,需要考虑每个试验的局限性、每例患者的独特病史和情况,以及每位医生的经验。

参考文献

1. Kass MA, Heuer DK, Higginbotham EJ, et al. The Ocular Hypertension Treatment Study: a randomized trial determines that topical ocular hypotensive medication delays or prevents the onset of primary open-angle glaucoma. *Arch Ophthalmol.* 2002;120:701-713.
2. Gordon MO, Beiser JA, Brandt JD, et al. The Ocular Hypertension Treatment Study: baseline factors that predict the onset of primary open-angle glaucoma. *Arch Ophthalmol.* 2002;120:714-720.
3. Gordon MO, Higginbotham EJ, Heuer DK, et al. Assessment of the impact of an endpoint committee in the Ocular Hypertension Treatment Study. *Am J Ophthalmol.* 2019;199:193-199.
4. Budenz DL, Huecker JB, Gedde SJ, et al. Thirteen-year follow-up of optic disc hemorrhages in the Ocular Hypertension Treatment Study. *Am J Ophthalmol.* 2017;174:126-133.
5. Heijl A, Leske MC, Bengtsson B, et al. Reduction of intraocular pressure and glaucoma progression: results from the Early Manifest Glaucoma Trial. *Arch Ophthalmol.* 2002;120:1268-1279.
6. Heijl A, Leske MC, Bengtsson B, et al. Measuring visual field progression in the Early Manifest Glaucoma Trial. *Acta Ophthalmol Scand.* 2003;83:286-93.
7. Leske MC, Heijl A, Hussein M, et al. Factors for glaucoma progression and the effect of treatment: the Early Manifest Glaucoma Trial. *Arch Ophthalmol.* 2003;121:48-56.
8. Leske MC, Heijl A, Hyman L, et al. Predictors of long-term progression in the Early Manifest Glaucoma Trial. *Ophthalmology.* 2007;114:1965-1972.
9. Brown RH, Lynch M, Leef D, et al. The Advanced Glaucoma Intervention Study (AGIS): 1. Study design and methods and baseline characteristics of study patients. *Control Clin Trials.* 1994;15(4):299-325.
10. The AGIS Investigators: The Advanced Glaucoma Intervention Study (AGIS): 4. Comparison of treatment outcomes within race. Seven-year results. *Ophthalmology.* 1998;105:1146-64.
11. The AGIS Investigators: The Advanced Glaucoma Intervention Study (AGIS): 9. Comparison of glaucoma outcomes in black and white patients within the treatment groups. *Am J Ophthalmol.* 2001;132:311-320.

12. The AGIS Investigators: The Advanced Glaucoma Intervention Study (AGIS): 7. The relationship between control of intraocular pressure and visual field deterioration. *Am J Ophthalmol.* 2000;130:429-440.
13. The AGIS Investigators. The Advanced Glaucoma Intervention Study (AGIS): 11. Risk factors for failure of trabeculectomy and argon laser trabeculoplasty. *Am J Ophthalmol.* 2002;134:481-498.
14. Musch DC, Lichter PR, Guire KE, Standardi CL. The Collaborative Initial Glaucoma Treatment Study: study design, methods, and baseline characteristics of enrolled patients. *Ophthalmology.* 1999;106(4):653-662.
15. Musch DC, Gillespie BW, Lichter PR, et al. Visual field progression in the Collaborative Initial Glaucoma Treatment Study the impact of treatment and other baseline factors. *Ophthalmology.* 2009;116(2):200-207.
16. Musch DC, Gillespie BW, Niziol LM, et al. Intraocular pressure control and long-term visual field loss in the Collaborative Initial Glaucoma Treatment Study. *Ophthalmology.* 2011;118(9):1766-1773.
17. Musch DC, Gillespie BW, Palmberg PF, et al. Visual field improvement in the Collaborative Initial Glaucoma Treatment Study. *Am J Ophthalmol.* 2015;158:96-104.
18. Collaborative Normal-Tension Glaucoma Study Group. Comparison of glaucomatous progression between untreated patients with normal-tension glaucoma and patients with therapeutically reduced intraocular pressure. *Am J Ophthalmol.* 1998;126:487-497.
19. Collaborative Normal-Tension Glaucoma Study Group. The effectiveness of intraocular pressure reduction in the treatment of normal-tension glaucoma. *Am J Ophthalmol.* 1998;126:498-505.
20. Glaucoma Laser Trial Research Group. The Glaucoma Laser Trial (GLT). 2. Results of argon laser trabeculoplasty versus topical medicines. *Ophthalmology.* 1990;97:1403-1413.
21. Glaucoma Laser Trial Research Group. The Glaucoma Laser Trial (GLT): 6. Treatment group differences in visual field changes. *Am J Ophthalmol.* 1995;120:10-22.
22. The Glaucoma Laser Trial (GLT): 7. Results. Glaucoma Laser Trial Research Group. *Am J Ophthalmol.* 1995;120:718-731.
23. Realini T, Fechtner RD, Atreides SP, Gollance S. The uniocular drug trial and second-eye response to glaucoma medications. *Ophthalmology.* 2004;111:421-426.
24. European Glaucoma Prevention Study (EGPS) Group. The European Glaucoma Prevention Study design and baseline description of the participants. *Ophthalmology.* 2002;109:1612-1621.
25. Miglior S, Zeyen T, Pfeiffer N, et al. Results of the European Glaucoma Prevention Study. *Ophthalmology.* 2005;112(3):366-375.
26. Parrish RK 2nd. The European Glaucoma Prevention Study and the Ocular Hypertension Treatment Study: why do two studies have different results? *Curr Opin Ophthalmol.* 2006;17(2):138-141.
27. Quigley HA. European Glaucoma Prevention Study. *Ophthalmology.* 2005;112:1642-1643.

第 17 章

青光眼手术试验最新进展

Ahmed 与 Baerveldt 比较研究和 Ahmed 对比 Baerveldt 研究的数据分析

　　Ahmed 与 Baerveldt 比较(ABC)研究和 Ahmed 对比 Baerveldt 研究(AVB)是两个独立的随机临床试验,对比观察经滤过手术失败高风险的患者植入 Ahmed FP-7 引流阀 (New World Medical)和植入 Baerveldt 青光眼引流装置($350mm^2$; Johnson & JohnsonVision)的临床效果[1]。两个研究在方案设计、患者数量和效果标准方面都是相似的。来自两个研究合并数据的结果分析将比单个研究提供更大样本量和更全面的信息。

　　关于合并分析研究失败的原始结果标准,定义为 3 个月后连续 2 次随访时 IOP>18mmHg 或者 IOP 下降小于 6mmHg 或 IOP 下降幅度低于基线 IOP 的 20%;重复青光眼治疗,如睫状体光凝术或植入第 2 个引流装置;光感视力丢失或严重视力丢失;植入物取出。

植入阀后 5 年内, 累积失败病例占比:Ahmed 组是49%, Baerveldt 组是 37%。两个组失败最常见原因都是 IOP 升高。患者需要额外青光眼手术治疗的累积占比:Ahmed 组是16%, Baerveldt 组是 8%.

两种植入装置在降低 IOP 和减少青光眼用药需求方面均有效。对比两组,Baerveldt 组在术后前 6 个月和术后持续 5 年的所有访视中, 均具有显著降低的平均 IOP。除此之外, Baerveldt 组在术后前 6 个月和术后持续 5 年的所有访视中,均需要显著减少青光眼药物。在 5 年观察中,Baerveldt 组比平均 IOP 低 2.6mmHg,而抗青光眼药物减少 0.4 种。

两组具有相似的显著最佳矫正视力下降。在 5 年观察中,Ahmed 组 47%的患者和 Baerveldt 组 46%的患者视力下降 2 行。ABC 研究发现,5 年随访期内最常见的视力下降原因是青光眼、视网膜疾病和眼前节病变[2]。AVB 研究无法确定视力丢失最常见的原因,但应该与青光眼疾病进展、手术并发症和相伴的眼部病变有关[3]。

值得注意的是,这些研究结果可能不普遍适用于那些没有优先进行眼部手术治疗的患者。目前针对小梁切除与引流阀的对比研究,旨在解决青光眼引流装置作为初始治疗手段的作用。然而,这种汇总分析研究,提供了大量样本,非常有助于比较 Ahmed 和 Baerveldt 这两种引流装置, 为患者在选择采用哪种引流装置方面提供指导。

ABC 和 AVB 专家意见

AVB 研究与 ABC 研究提供了这些房水引流装置应用于难治性青光眼的 5 年随机数据。虽然两种装置都能有效降低

IOP，但结果存在差异，这可能有助于指导装置的选择。Baerveldt 植入物组需要较少的青光眼药物实现较低 IOP，应该被考虑用于需要较低目标 IOP 的患者，或者那些对青光眼药物不耐受或依从性差的患者。然而，Baerveldt 植入物组低 IOP 发生率较高，对于有低 IOP 风险因素的患者，如年轻人、近视患者应慎重使用。Ahmed 植入物对于要求术后立即降低 IOP 的患者是个不错的选择。或者在 Baerveldt 的引流管上开个小孔使早期引流管结扎阶段的房水排出，不过流出量可能很难预测。最终，选择哪种引流装置应该平衡患者因素与术者对每种装置的熟悉程度，以及其个性化结果。

引流装置植入术与小梁切除术 5 年随访对比研究

这个多中心随机临床试验旨在对比引流装置植入术与复合小梁切除术（术中使用 MMC）应用于白内障联合人工晶状体植入术后青光眼和（或）青光眼手术失败眼睛的安全性和有效性。试验共纳入 212 名患者的 212 只眼，其中引流物植入术组 107 只眼，小梁切除术组 105 只眼。引流物植入术组于颞上方植入 $350mm^2$ Baerveldt 引流阀，且早期施行完全结扎。小梁切除术组于上方实施，并在术中应用 0.4mg/mL 的 MMC，持续 4 分钟。

研究结果指标包括 IOP、视力、附加药物使用情况、手术并发症、视野、生活质量和失败情况。手术失败被定义为 IOP 大于 21mmHg 或者 IOP 下降未达基线的 20%，IOP 低于 5mmHg，再行青光眼手术，光感视力丢失。

引流装置植入术组与小梁切除术组均有显著和持续的

IOP 下降。第 5 年时,引流装置植入组 IOP 为(14.4±6.9)mmHg,小梁切除术组 IOP 为(12.6±5.9)mmHg,两组无显著统计学差异 (P=0.12)。第 5 年时两组中约 64% 的患者保持 IOP 低于 14mmHg。

术后前 2 年的随访中观察到引流装置植入组比小梁切除术组具有显著的更大的辅助药物使用情况。然而,在术后第 3 年随访及后续所有的访视中没有再发现这种不同。5 年后,引流物植入组具有较高的总成功率[4]。

第 5 年时,引流装置植入组失败率为 33%,小梁切除术组失败率为 50%,两组具有显著统计学差异(P=0.034)。5 年随访期内两个治疗组最常见失败原因均是 IOP 下降不足。5 年累积青光眼再手术率引流装置植入组为 9%,而小梁切除术组为 29%,两组具有显著统计学差异(P=0.025)。第 5 年时,在术后视力方面,两治疗组没有发现显著差异。

TVT 研究结果支持在难治性青光眼和具有较低失败率的眼睛推广使用引流装置植入术。然而,这个研究并没有显示引流物植入术和小梁切除术谁的优势更大。当我们选择理想手术方式时必须考虑手术技巧、患者的特殊情况及患者的预期等因素。

初始引流装置植入与小梁切除术 1 年随访对比研究

这个多中心随机临床试验旨在对比引流装置植入术与复合小梁切除术(术中使用 MMC)应用于初次切口青光眼手术患者眼睛的安全性和有效性。试验共纳入 242 例患者的 242 只眼,其中引流装置植入术组有 125 只眼,小梁切除术组有 117 只眼。引流装置植入术组采用 350mm² Baerveldt GDI。小梁切除术组行上方小梁切除术，术中应用 0.4mg/mL 的 MMC 持续 2 分钟。

初始研究结果主要观察 1 年手术累积失败率。手术失败被定义为 IOP 大于 21mmHg 或者 IOP 下降未达基线的 20%，IOP 低于 5mmHg，再行青光眼手术，光感视力丢失。

在术后 1 年时，引流装置植入术组 23 例患者(20%)治疗失败，小梁切除术组有 9 例患者(8%)治疗失败，两组具有显著统计学差异(P=0.02)。1 年内累积失败率，引流装置植入组为 17.3%，小梁切除术组为 7.9%，两组具有显著统计学差异(P=0.01)[5]。

小梁切除术组手术完全成功率显著高于引流装置植入术组，两组具有显著统计学差异(P=0.01)。1 年随访期两个治疗组最常见失败原因是 IOP 下降不足。

两种手术方式均具有显著持续的 IOP 下降。在 1 年期随访时，引流装置植入组 IOP 下降37.5%，小梁切除联合 MMC 组 IOP 下降 46.0%，小梁切除术组 IOP 下降程度显著高于引流装置植入组，引流装置植入组平均IOP 为(13.8±4.1)mmHg，而小梁切除术组平均 IOP 为(12.4±4.4)mmHg。IOP 从基线下降平均幅度，引流管植入术组为(9.3±6.6)mmHg 小梁切除术组为(11.4±6.6)mmHg，两组具有显著统计学差异(P=0.02)。

研究第 1 年随访期内，引流装置植入组需要联合青光眼药物治疗情况显著高于小梁切除术组，尽管两个治疗组需要青光眼药物治疗情况被观察到具有显著下降。

两组具有相似的术中并发症总体发生率。在术后第1个月，早期术后并发症小梁切除组发生率显著高于引流装置植入组，引流装置植入组为 20%，而小梁切除术组为 33%(P=

0.03）。两组中，再次青光眼手术率相似。1 年随访时两组之间未观察到显著的视力差异。

总之，这项研究发现引流装置植入术组的患者与小梁切除术联合应用 MMC 的患者相比，在随访的第 1 年具有较高的失败率。两组失败最常见的原因均是 IOP 下降不足。而小梁切除术可能是一个更有效的初始手术，其相对于引流装置植入术具有更好的安全性。更明确的结论需要获得 3 年、5 年的随访数据后才可以得出。

引流装置植入术与小梁切除术、初始引流装置植入术与小梁切除术比较专家意见

引流装置植入术与小梁切除术（TVT）研究发现，对于白内障联合人工晶状体植入术后青光眼和（或）青光眼手术失败眼睛，引流装置植入术比小梁切除术联合应用 MMC 具有更高的成功率，二者具有相似的安全性。相比之下，初始引流装置植入术与小梁切除术（PTVT）结果提示，初始小梁切除术联合应用 MMC 比初始引流装置植入术具有更有效的 IOP 控制，不过它发生手术并发症的风险相对较高。TVT 和 PTVT 研究结果支持将小梁切除术联合应用 MMC 作为初始青光眼手术选择，而引流装置植入术可以用于既往眼部手术史的青光眼。

TVT 和 PTVT 研究的局限性应该引起我们的注意。手术结果主要依赖于患者个人特点，就如我们从每个临床试验观察到的不同的结果，而且研究发现也不能直接应用于非同类的患者群体。尽管两个手术操作的各方面都是标准化的（如引流装置的类型、MMC 的剂量），但是也存在手术方式的一些

变异,因为允许手术医生以自己舒适的方式完成手术。所有研究者都可以很熟练操作小梁切除术联合应用 MMC 和引流装置植入术,但是每位手术医生实践时对每种术式可能有不同的经验和操作技巧,这应该作为选择青光眼手术方式时需要考虑的重要的因素。

COMPASS 试验

CyPass 微支架(Transcend Medical Inc)是一种可以插入脉络膜上腔长 6.35mm,管腔直径为 300μm,开窗的、柔韧的微支架。这种设计目的是增加葡萄膜巩膜途径,有利于房水从前房到脉络膜上腔排出。

这个多中心随机临床试验旨在评估 CyPass 微支架被应用于同期实施白内障手术的轻中度原发开角型青光眼的安全性和有效性[6]。505 名受试者,其中 131 名患者被随机分入单纯超声乳化白内障手术组 (对照组),374 名患者被随机分入超声乳化联合脉络膜上腔微支架植入组(治疗组)。

研究结果指标包括:没有药物控制的日间 IOP 较基线下降 20%的患者所占百分比,平均 IOP 改变和辅助青光眼药物应用,以及 24 个月内眼部不良事件的发生率。

对照组 60%的患者,而治疗组 77%的患者获得没有药物控制下 IOP 较基线下降≥20%, 在 24 个月随访时,两组具有显著统计学差异($P=0.001$)。治疗组平均 IOP 下降7.4mmHg,而对照组为 5.4mmHg, 两组具有显著统计学差异($P<0.001$);在 24 个月时,对照组 59%的患者,治疗组 85%的患者不需要使用药物。对照组平均药物使用种类下降至(0.6±0.8),而治疗组下降至(0.2±0.6),两组具有显著统计学差异($P<0.001$)。

没有微支架相关的威胁视力不良事件发生。有 8 例支架堵塞(2.1%)，2 例支架位置异常，2 例支架移位和脱出。支架阻塞与局部周边虹膜前粘形成相关。所有研究对象中 98% 以上的人获得 20/40 或者更好的最佳矫正视力。

这个研究显示，CyPass 微支架联合白内障手术为合并白内障的轻中度原发开角型青光眼患者提供了一种方式，能有效降低 IOP 和减少使用青光眼药物种类。然而，5 年随访数据显示植入微支架的患者出现显著的角膜内皮细胞丢失。因此，在这个研究发表的同时，Alcon 公司已经主动从市场上召回 CyPass 微支架，并呼吁医生停止植入该装置。

COMPASS 试验专家意见

尽管 CyPass 微支架不再能获得，但这个 COMPASS 试验为我们提供了有时候被我们忽略的额外的重要信息。就如其他随机前瞻性评估 SC 相关手术的试验一样，这个研究也用单纯超声乳化白内障手术组作为对照组，再次证实在降低开角型青光眼患者的 IOP 方面，白内障手术是一种有效的方式。在这项研究中，在 24 个月随访时，有 60% 的对照组患者在未用眼药情况下，获得 IOP 较基线下降 20% 的疗效。对照组平均 IOP 下降 5.4mmHg，59% 的对照组患者不需要用青光眼药物。这无疑影响了作者的临床实践，对于那些对其局部治疗方案感到满意并且 IOP 已得到控制的患者，作者经常推荐单纯行白内障手术。

内路小梁切开术凝胶支架治疗难治性青光眼

Xen 45 凝胶支架（Allergan PLC）是一种内腔直径为

$45\mu m$ 的 6mm 长明胶管。在试验过程中,术者进行结膜环状切开，以便在巩膜床上直接应用 MMC 海绵持续 2 分钟。然后,在房角镜引导下,通过透明角膜切口,将支架以内路方式植入 Tenon 结膜囊下,然后闭合结膜切口。

这个前瞻性、非对照性、多中心研究,涉及 65 例接受 Xen 45 凝胶支架植入的患者。主要表现结果包括在相同或更少的药物治疗下 IOP 较基线降低≥20%的患者所占百分比,12 个月时平均 IOP 与基线的比较。

在 12 个月时,76.3%的患者达到使用相同或更少数量的药物情况下,平均 IOP 较基线降低≥20%。与基线相比,平均 IOP 下降为 6.4 ± 1.1 mmHg (95%置信区间：$-8.7\sim-4.2$)。在 52 例不需要额外手术干预的患者中,平均 IOP 从基线的(25.1 ± 3.7)mmHg 降至 (15.9 ± 5.2)mmHg。平均用药种类从基线的(3.5 ± 1.0)($n=65$)降至(1.7 ± 1.5)($n=52$)。

术后不良事件包括短暂的低眼压(IOP<6mmHg;发生率 24.6%)、大部分自我限制性最佳矫正视力丧失>2 行(发生率 27.7%)和需要针拨滤过泡治疗(发生率 32.3%)。1 名(1.5%)患者出现装置暴露,需要手术修补。9 名(13.8%)患者需要再次行抗青光眼手术。

这是美国食品药品监督管理局(FDA)对 Xen-Gel 支架的一项关键研究,该研究评估了该装置应用于难治性青光眼患者群体的效果,其中大多数患者都曾接受切口类型的青光眼手术。尽管结果令人鼓舞,但仍需要针对植入技术及 MMC 的使用修订后,才能将该装置用于更广泛的患者群体中。

XEN 试验专家意见

　　Xen 45 凝胶支架是一种用于创建结膜下滤过通道的微创方法。基于目前美国食品药品监督管理局认可,这种植入物无疑是一种最安全、侵入性最小的在眼睛中创造新流出途径的方法。结膜下纤维化瘢痕仍是一个重大的挑战;然而,通过使用 MMC,我们能降低植入物周围完全瘢痕的可能性。根据同行评审的论文评估,20%~40%的患者在术后需要针拨滤过泡,这项操作通常可以在裂隙灯下安全进行。虽然这种植入物并不能完全消除对传统青光眼手术的需求,但它可作为手术治疗设备的一大补充。作者通常会在房角手术失败的患者或认为房角手术不太可能有效的患者中使用这种植入物。虽然 Xen 45 是美国食品药品监督管理局批准的第一个用于结膜下过滤的微型装置,但它可能不会是最后一个。希望能继续发展微创滤过手术的道路, 继续为患者提供更安全、更有效、预测性更好的青光眼手术治疗方法。滤过性青光眼手术的模式正在迅速改变,而这只是未来许多令人兴奋事件的开始。

结　论

　　青光眼手术器械和装置在近几十年来发展迅速。本章中这些具有里程碑意义的试验为青光眼治疗提供了重要的参考,甚至影响了外科手术的发展趋势。虽然这些数据有助于指导决策,但在选择干预措施之前,每位外科医生都应该评估患者及其个人的手术技能,个性化选择。外科医生在将这些试验的结果应用于不同的患者群体时也必须谨慎。上述各项试验的后续随访数据将提供进一步有价值的信息。

参考文献

1. Christakis PG, Zhang D, Budenz DL, et al. Five-year pooled data analysis of the Ahmed Baerveldt Comparison Study and the Ahmed Versus Baerveldt Study. *Am J Ophthalmol.* 2017;176:118-126.
2. Budenz DL, Barton K, Gedde SJ, et al. Five-year treatment outcomes in the Ahmed Baerveldt Comparison Study. *Ophthalmology.* 2015;122:308-316.
3. Christakis PG, Kalenak JW, Tsai JC, et al. The Ahmed Versus Baerveldt Study: five-year treatment outcomes. *Ophthalmology.* 2016;123:2093-2102.
4. Gedde SJ, Schiffman JC, Feuer WJ, et al. Treatment outcomes in the tube versus trabeculectomy (TVT) study after five years of follow-up. *Am J Ophthalmol.* 2012;153 (5):789-803.
5. Gedde SJ, Feuer WJ, Shi W, et al. Treatment outcomes in the Primary Tube Versus Trabeculectomy Study after 1 year of follow-up. *Ophthalmology.* 2018;125(5):650-663.
6. Vold S, Ahmed IIK, Craven ER, Mattox C, et al. Two-year COMPASS Trial results: supraciliary microstenting with phacoemulsification in patients with open-angle glaucoma and cataracts. *Ophthalmology.* 2016;123(10):2103-2112.
7. Grover DS, Flynn WJ, Bashford KP, et al. Performance and safety of a new ab interno gelatin stent in refractory glaucoma at 12 months. *Am J Ophthalmol.* 2017;183:25-36.

扫码获取
· 医学资讯
· 行业社群
· 推荐书单

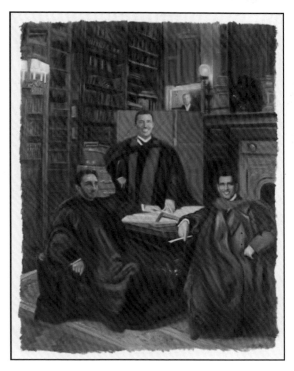

Sheybani、Panarelli 和 Grover 医生编写本书的提纲, 认真思考
房水排出。

索　引